Martina Tischer

100 TAGE zuckerfrei

Ein Selbstexperiment –
Nachmachen erlaubt

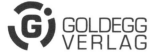

Bildrechte Autorenfoto: Goldegg Verlag/Martina Tischer (Privatfoto)
Bildrechte Umschlag: Michele Paccione – shutterstock.com

Alle Rechte, insbesondere das Recht der Vervielfältigung und Verbreitung sowie der Übersetzung, vorbehalten. Kein Teil des Werks darf in irgendeiner Form (durch Fotokopie, Mikrofilm oder ein anderes Verfahren) ohne schriftliche Genehmigung des Verlags reproduziert werden oder unter Verwendung elektronischer Systeme gespeichert, verarbeitet, vervielfältigt oder verbreitet werden.

Die Autorin und der Verlag haben dieses Werk mit höchster Sorgfalt erstellt. Dennoch ist eine Haftung des Verlags oder der Autorin ausgeschlossen. Die im Buch wiedergegebenen Aussagen spiegeln die Meinung der Autorin wider und müssen nicht zwingend mit den Ansichten des Verlags übereinstimmen.

Der Verlag und seine Autorin sind für Reaktionen, Hinweise oder Meinungen dankbar. Bitte wenden Sie sich diesbezüglich an verlag@goldegg-verlag.com.

Der Goldegg Verlag achtet bei seinen Büchern und Magazinen auf nachhaltiges Produzieren. Goldegg Bücher sind umweltfreundlich produziert und orientieren sich in Materialien, Herstellungsorten, Arbeitsbedingungen und Produktionsformen an den Bedürfnissen von Gesellschaft und Umwelt.

 Gedruckt nach der Richtlinie des Österreichischen Umweltzeichens „Druckerzeugnisse", Druckerei Theiss GmbH, Nr. 869

 MIX Papier aus verantwortungsvollen Quellen FSC® C012536

ISBN Print: 978-3-902991-11-9
ISBN E-Book: 978-3-902991-28-7

© 2014 Goldegg Verlag GmbH
Friedrichstraße 191 • D-10117 Berlin
Telefon: +49 800 505 43 76-0

Goldegg Verlag GmbH, Österreich
Mommsengasse 4/2 • A-1040 Wien
Telefon: +43 1 505 43 76-0

E-Mail: office@goldegg-verlag.com
www.goldegg-verlag.com

Layout, Satz und Herstellung: Goldegg Verlag GmbH, Wien
Druck und Bindung: Theiss GmbH

Vorwort

Heute ist der 1. September – für mich ein ganz besonderer Tag. Denn ich habe beschlossen, die nächsten 100 Tage zuckerfrei zu leben.

In diesem Selbstexperiment möchte ich nicht nur den Haushaltszucker, also das weiße Kristall aus der Zuckerdose weglassen, sondern auch alle anderen Süßungsmittel. Egal, ob sie aus der Natur kommen, wie Honig oder Ahornsirup, oder künstlich hergestellt wurden. Auch muss ich ab jetzt darauf achten, ob sich irgendeine Form von zugesetztem Zucker in meinem Essen versteckt. Und die Besuche in der Bäckerei sind für die nächsten 100 Tage sowieso tabu.

Warum ich das mache? Ich weiß, dass zu viel Zucker krank macht. Auch ist mir bewusst, dass Zucker schnell zu einer Ersatzdroge werden kann. Indem ich eine Zeit lang bewusst darauf verzichte, tue ich nicht nur meinem Körper, sondern auch meiner Psyche etwas Gutes.

Ein Experiment, das durchaus Herausforderungen mit sich bringen wird. Wird es mir leichtfallen? Werde ich stolpern?

Ich bin durchaus nicht die Einzige, die sich mit dem Thema Zucker kritisch auseinandersetzt. Ich sehe sowohl bei meinen Klientinnen und Klienten als auch in meinem persönlichen Umfeld, dass mit dem Überangebot und der ständigen Verfügbarkeit von Süßigkeiten in unserer heutigen Wohlstandsgesellschaft nur schwer umgegangen werden kann. Dazu kommt noch der zugesetzte Zucker in den Lebensmitteln, von dem wir oft gar nichts wissen. Was tun? Verzichten wir ganz darauf, oder schränken wir uns ein? Ich versuche einmal die erste Variante. Vielleicht möchten Sie mich dabei begleiten, oder sogar mitmachen bei diesem

Experiment, von dem ich zum Zeitpunkt, in dem ich dieses schreibe, noch nicht weiß, wie es ausgehen wird. Machen wir uns gemeinsam auf den Weg!

Eine spannende Reise beginnt ...

Martina Tischer

Dieses Buch ist allen Menschen gewidmet, die einen Weg aus der Zuckerfalle suchen!

Inhaltsverzeichnis

Vorwort 3

Teil I: Eintauchen: Eine Reise von 100 Tagen beginnt 9
Mein Entschluss steht fest 9
Der Tag davor – 31. August 10
Der erste zuckerfreie Tag..................................... 14
Der zuckerfreie Blog.. 17
Zucker – ein Name für vieles.................................. 18
Mit Zucker dickgefüttert...................................... 23
Diabetes: zuckersüßer Killer.................................. 25
Noch mehr schlechte Nachrichten............................... 29
Die Sache mit dem Alkohol..................................... 33
Wie viel Zucker brauchen wir?................................. 36
Ausflug in den Supermarkt..................................... 40
Süßungsmittel aus dem Labor................................... 43
Zucker aus der Birke.. 47
Ahornsirup, Honig & Co – Süße aus der Natur................... 53
Zuckerfrei im Alltag.. 56
Wenn das Hirn nach Zucker schreit – der Extinktionsausbruch 58
Die Vorahnung bestätigt sich.................................. 60
Die Oberfläche verlassen...................................... 61

Teil II: Abtauchen: Die Reise wird zur Innenschau.... 64
Es wird holprig... 64
Begegnung mit der Einsamkeit.................................. 67
Die Sprache des Körpers....................................... 69
Wenn der Stoffwechsel entgleist............................... 73
Süchtig nach Zucker... 76

Körper und Seele verbinden.................................... 80
Zucker, eine bittersüße Geschichte 82
50 Tage zuckerfrei – Halbzeit!................................ 85
Reisen ohne Zucker.. 90
Das Leben aus der Ferne betrachten – Wiedersehen mit Brasilien 94
Abseits von Essen und Zucker................................. 96
Die Süße des Lebens... 97
Wonach suchen wir? 100
Spiritueller Zucker 104
Die Löffel-Liste 107
Zurück in den Alltag.. 110

Teil III: Wieder auftauchen: den Weg zu Ende gehen. 115
Verrückte, zuckerreiche Vorweihnachtszeit................ 115
Zuckerkarriere – süß von klein auf........................... 118
Weggefährten gegen Zucker 122
Endspurt: der Keksebacktag.................................... 125
Tag 101 – der erste Tag mit Zucker.......................... 129
Die Anziehungskraft der Weihnachtsbäckerei............ 132
Oh du Fröhliche!... 135
Trügerische Zuckerfallen... 137
Achtung Zwanghaftigkeit! 141
Zebragedanken 145
Das Gehirn erforschen... 148
Vom Zucker müde gedacht 151
Eine neue Reise beginnt.. 154

Teil IV: Der goldene Mittelweg................................ 157
Und jetzt? Die Balance finden!................................. 157
Neue Gewohnheiten.. 160
Superfoods 165
Die Macht von Sauerkraut 168

Die Welle reiten	171
Backe, backe Kuchen	175
Schokolade einmal anders	178
Zuckerfreie Tipps gegen den Süßhunger	182
Boykott der Schokoosterhasen	188
7 gute Gründe, zuckerfrei zu leben	191
Die Praxis der Achtsamkeit	195
Der beste Ersatz für Zucker	198
Die Weggabelung	202
Das Ende vom Muffin-Top	206
Ich bin süß – mit und ohne Zucker	210

Nachwort 214

Anhang 216
Danksagung 216
Zur Inspiration: 2 zuckerfreie Rezepte 218
Literatur 220

Teil I
Eintauchen: Eine Reise von 100 Tagen beginnt

Mein Entschluss steht fest

Das Thema Essen war für mich nicht immer unbelastet. Im Gegenteil, in meiner Vergangenheit hatte ich schwer damit zu kämpfen. Mein Essverhalten war alles andere als bewusst und gesund, oft habe ich meinen Körper mit Junkfood vollgestopft, um mir dann wieder jeglichen Essensgenuss zu verbieten. Meinen langen und manchmal schwierigen Weg zur Gesundung habe ich in meinem Buch »*Braucht die Seele Apfelstrudel?*« niedergeschrieben. Heute gehe ich viel unbeschwerter mit Essen um. Ich achte auf meinen Hunger und meine Sattheit und gebe meinem Körper das Essen, das er braucht. Ich bringe Bewusstheit und Achtsamkeit nicht nur in meine Ernährung, sondern in mein ganzes Leben.

Doch auch ich habe immer noch Tage, an denen nicht alles so rundläuft, wie ich es mir wünsche. Meist ist es dann der Zucker, der mich aus dem Gleichgewicht bringt und mir nicht guttut. Deshalb möchte ich eine Zeit lang völlig zuckerfrei leben. 100 Tage sind für mich gerade richtig. Ein Monat wäre nicht lang genug, es vergeht schnell und würde keine bleibenden Veränderungen bewirken. Ein halbes Jahr wäre mir dann doch zu lange, da würde ich zu sehr auf das Gefühl des »Verzichten-Müssens« kommen, das will ich auch nicht. Also werden es 100 Tage sein, an denen ich keinen zugesetzten Zucker in jeglicher Form, auch keinen Honig, keine Süßstoffe, kein Stevia, zu mir nehmen werde. Die Lebensmittel, in denen Zucker von Natur aus vorkommt, werde ich jedoch schon essen. Sonst müsste ich ja auf Obst – das natürlichen Fruchtzucker enthält – verzichten. Auch in manchem Gemüse kommt Zucker vor, und in der Milch. Diese Lebensmittel auch wegzulassen, erachte ich als wenig sinnvoll.

Der Tag davor – 31. August

Ich habe in den letzten Tagen schon damit begonnen, nichts mehr einzukaufen, was Zucker enthält. Die nächsten 100 Tage werde ich wohl auf einiges verzichten müssen. An erster Stelle steht gleich einmal meine heiß geliebte Sojamilch mit Vanillegeschmack. Bei dieser ist nämlich Rohrohrzucker zugesetzt. Ich verwende sie für mein Getreidefrühstück und manchmal trinke ich ein Glas zwischendurch. Ich liebe den Geschmack und den Geruch von Vanille. Vanille gehört neben Zimt zu meinen Lieblingsgewürzen. Ich könnte natürlich meine Vanillmilch mit Vanilleschoten oder Vanilleextrakt selbst herstellen. Ob die dann aber auch so gut schmeckt?

Meinen Kaffee und Tee trinke ich ungesüßt. Mit einer Ausnahme: Chai-Tee. Den mag ich gerne mit einem Schuss Milch und einem Löffelchen Honig oder einer Prise Stevia. Auch das aufzugeben, fällt mir schwer, wenn ich nur daran denke.

Dann ist da natürlich meine Liebe zu Schokolade. Früher war es Milchschokolade, bei der ich nicht nein sagen konnte. Doch der habe ich, so gut es geht, abgeschworen. Milchschokolade tut mir nicht gut. Ich kann nicht ein Stück oder eine Rippe essen, ich will gleich die ganze Tafel haben. Also meide ich sie, was mir aber nicht immer gelingt. Deshalb habe ich auch keine Milchschokolade mehr im Haus, nur dunkle Schokolade. Von der esse ich fast täglich. Am liebsten nasche ich Schokolade mit einem 90-prozentigen Kakaoanteil. Doch diese ein bis zwei Stück, als Genuss zum Kaffee, werde ich ebenfalls weglassen müssen. Ob ich einen entsprechenden Ersatz finde? Das eine oder andere Kokoskipferl aus meiner Bäckerei nebenan wird selbstverständlich ebenso gestrichen, ganz abgesehen von der Nussecke in der Bäckerei, die letztes Jahr ein paar Häuser weiter aufgemacht hat. Diese Nussecke gibt es dort sehr selten, aber hin und wieder erspähe ich eine in der Vitrine, die unbedingt mitgenommen werden möchte. Schnell zugreifen, wer weiß, wann sie wiederkommt, ist dann mein Gedanke, der mich zum Kaufen animiert.

In letzter Zeit hat sich einiges an Zucker in mein Leben geschlichen, wird mir mit Erstaunen jetzt erst so richtig bewusst. Er tut mir nicht gut. Ich fühle mich nicht wohl, wenn ich zu viele Süßigkeiten esse und reagiere mit Heißhunger, wenn ich es übertreibe. Doch Zucker ist tückisch, überall winken Süßspeisen, vom verborgenen Zucker in Lebensmitteln einmal abgesehen. Wir leben in einer zuckerreichen Welt.

Das hat jetzt ein Ende – meine Welt wird zuckerfrei.

Ich werde fast ein bisschen wehmütig, wenn ich daran denke, dass es in der nächsten Zeit keinerlei süße Genüsse mehr geben wird. 100 Tage sind lang, das sind mehr als drei Monate. »Aber du hast dich dazu entschieden«, sage ich zu mir. »Diese 100 zuckerfreien Tage werden dir guttun und sicher auch viele Erkenntnisse bringen.«

Süßungsmittel habe ich immer schon mit einer gewissen Skepsis betrachtet und so gut wie nie verwendet, aber Stevia hat in meinem Haushalt seinen Platz gefunden. Stevia ist ein Süßstoff, der aus einer Urwaldpflanze gewonnen wird. Ich finde Stevia gar nicht so schlecht zum Süßen. Mal ein Joghurt, das Müsli oder den Pudding mit einer Prise versetzt, schon hatte ich den süßen Geschmack. Aber auch Stevia wird ab jetzt verbannt. Ich denke weiter nach: Was wird noch gestrichen, was ich öfters verwende? Da stoße ich auf zwei Dinge, an die ich vorher nicht gedacht habe: Kaugummi und mein Magnesium-Granulat, das ich manchmal trinke, wenn ich Sport betreibe. Beide Produkte enthalten Süßstoff und sind somit gestrichen. Ersatz werde ich dafür kaum finden. Kaugummi ohne Süßstoff oder Zucker ist mir noch nie irgendwo untergekommen, ebenso wie mineralstoffhaltige Getränke.

Zuckerfreie Zone

Jetzt gilt es, meine Wohnung in einen zuckerfreien Zustand zu bringen und ich mache mich daran, meinen Lebensmittelschrank zu durchforsten. Dunkle Schokolade habe ich gar keine mehr gebunkert. Auch keine Vanillemilch, über die letzte Packung hat sich meine Schwester Paula gefreut. Ich hole ein kleines Weidenkörbchen aus meinem Schrankraum hervor, in das ich die restlichen Zuckersachen hineingeben werde. Zuerst finde ich eine kleine Flasche Saft aus roten Johannisbeeren, den mir vor Kurzem eine Freundin geschenkt hat. Den selbst gemachten Saft mit Früchten aus dem eigenen Garten werde ich jetzt nicht trinken können. Eine kleine Flasche mit flüssigem Stevia und ein Gläschen Steviapulver kommen ebenfalls in den Korb. Dazu gesellen sich noch vier Holzstäbchen mit Kandiszucker, mit dem man den Tee süßen kann. Ein paar Säckchen mit

Magnesium-Granulat kommen auch in den Weidenkorb sowie eine Packung Zahnpflegekaugummi. Ganz hinten im Küchenschrank finde ich außerdem ein paar Tuben mit Zuckerguss in den Farben blau, gelb, grün und rot für das Verzieren von Keksen oder Torten.

Das war es, was ich an Zuckerhaltigem gefunden habe. Ich habe ja schon die letzten Tage bewusst nichts Süßes mehr eingekauft, deshalb ist meine Ausbeute eher gering. Nichts vom Inhalt des Weidenkorbes könnte mich zum Zuckergenuss verführen.

Ich werde den Korb ganz hinten im Geschirrschrank deponieren. Sollte ich im Laufe der nächsten 100 Tage Süßigkeiten geschenkt bekommen, werde ich sie einfach dazugeben. Während ich den Korb in den Schrank räume, fällt mein Blick auf meinen kleinen Vorrat an alkoholischen Getränken, der sich auf drei Flaschen beschränkt. Eine Flasche Bourbon Whiskey, eine Flasche weißer Rum mit Kokosgeschmack und eine Flasche Mandellikör. Ich habe sie letzten Winter gekauft, um selbst gemachte Pralinen herzustellen. Alle drei Flaschen sind noch halb voll. Manchmal verwende ich einen Schuss davon zum Kuchenbacken, ansonsten habe ich keine Verwendung dafür, da ich kaum Alkohol trinke. Ich lese die Etiketten auf den Flaschen durch. Im Rum und im Mandellikör ist Zucker zugesetzt. Der Whiskey ist ohne Zucker, den könnte ich trinken. Vielleicht in einem heißen Kakao, wenn es dann kälter wird. Aber ob dieses Getränk ungesüßt schmeckt, bezweifle ich. Ich stelle die Flaschen zurück in den Schrank. Bis auf den Inhalt des Korbes, den Rum und den Likör ist meine Wohnung jetzt absolut zuckerfrei.

Letzte süße Ladung

Jetzt habe ich noch Lust auf einen abschließenden süßen Genuss. Ich fange ja erst morgen mit der zuckerfreien Ernährung an. Also schnappe ich meine Geldbörse und laufe die Treppen hinunter in die Bäckerei ums Eck. Dort erstehe ich ein wunderbar duftendes, in Schokoguss getunktes und mit Himbeermarmelade gefülltes Kokoskipferl. Wieder zurück in der Wohnung hole ich meinen schönsten Teller, schneide die Süßspeise in kleine Stücke, mache mir eine Tasse Kaffee und setze mich andächtig auf die Couch. Dann genieße ich ganz bewusst und langsam Kaffee und Kipferl. Denn ab morgen ist dann Schluss mit diesen süßen Leckereien. Irgendwie beschleicht mich ein wehmütiges Gefühl, und ich würde gerne den süßen Genuss ausdehnen. Doch ich muss Abschied nehmen.

Der erste zuckerfreie Tag

Mein erster zuckerfreier Tag fällt auf einen Sonntag. Gleich nach dem Aufstehen stelle ich mich auf meine Waage im Badezimmer. Die ist etwas verstaubt, denn das letzte Mal habe ich mich Anfang Mai abgewogen, das ist schon eine Weile her. Ich habe nicht so ein inniges Verhältnis zu Körperwaagen und möchte auch nicht, dass mein Gewicht bestimmt, wie ich mich fühle. Doch heute geht es um Fakten. Ich möchte schauen, ob ich in den 100 Tagen ohne Zucker Gewicht verliere. Grundsätzlich bin ich ja mit meiner Figur zufrieden und habe mich auf ein gesundes Gewicht eingependelt. Doch was ich auf der Digitalanzeige der Waage sehe, amüsiert mich nicht so sehr. Ich habe über den Sommer drei Kilogramm zugenommen. Voller Schreck steige ich schnell wieder von der Waage. Woher kommen diese Kilos, denke ich entsetzt. Aber dann ist mir sofort klar, warum mein Gewicht in den letzten vier Monaten etwas nach oben gegangen ist. Ich habe viel gearbeitet und mir wenig Zeit für Sport genommen. Verschiedene Projekte, Stress und der Druck eines abzuliefernden Manuskriptes haben mich hin und wieder dazu verleitet, Süßes zu essen, obwohl ich etwas anderes gebraucht hätte: Ruhe und Entspannung – und mehr Bewegung. Ich habe das Süße zwar genossen und ohne schlechtes Gewissen genascht, doch auf der Waage zeigt es sich trotzdem. Das sind die Regeln der Natur: Wenn wir mehr Energie zu uns nehmen als wir verbrauchen, entsteht ein positiver Überschuss. Natürlich ist es besser, wenn wir das, was wir essen, genießen. Doch es hält den Körper meist nicht davon ab, die zusätzlich aufgenommenen Kalorien zu bunkern. Er tut einfach nur seine Arbeit.

Ich spüre in meinen Körper hinein. So ganz wohl und auf der Höhe fühle ich mich nicht. Da kommen diese zuckerfreien Tage gerade richtig. »Kein Drama«, sage ich zu mir. »Diese drei Kilogramm werden im Nu wieder wegschmelzen. Außerdem ist es nur eine Zahl. Viel wichtiger ist, dass ich mich wohlfühle und meinem Körper wieder die Aufmerksamkeit gebe, die ihm gebührt. Mit mehr Bewegung, mehr Entspannung und weniger Stress. Gutes Essen, das mich nährt, und den Zucker weglassen.« Das ist mein Plan für die nächsten 100 Tage.

Heute habe ich einen Besuch bei meinen Eltern geplant, das ist gleich die erste Herausforderung. Denn so wie ich meine Mutter kenne, hat sie bestimmt irgendetwas Leckeres gebacken. Meine Schwester Simone ist mit ihren beiden Kindern ebenfalls angereist und es gibt ein großes Hallo. Während wir gemeinsam den Tisch für das Mittagessen decken, erzähle ich meiner Schwester von meiner zukünftigen Zuckerabstinenz. »Das ist eine tolle Idee, einmal eine Zeit lang ohne Zucker zu leben. Da werde ich auch mitmachen! Aber nicht gleich ab heute, ich muss mich zuerst einmal mental darauf einstellen. In ein paar Tagen werde ich dann starten.« Toll, ich habe eine Mitstreiterin! Das macht es gleich viel leichter und ich kann mich mit Simone austauschen.

Zum Mittagessen gibt es Nudelsuppe und Schnitzel mit Kartoffelsalat, ein klassisches Sonntagsessen in unserer Familie. Für mich, die Vegetarierin, hat meine Mutter Gemüsestrudel mit Joghurtdip gemacht. Drei ihrer Kinder ernähren sich vegetarisch, doch meine Mutter geht ganz gelassen damit um. Sie hat immer pflanzliche Suppenbrühe im Haus und kocht auch jedes Mal ein fleischloses Gericht, wenn wir auf Besuch sind. Ich lade mir ein großes Stück Gemüsestrudel auf den Teller und möchte mir etwas vom Kartoffelsalat nehmen. Doch halt! Gibt meine Mutter nicht immer eine Prise Zucker in die Marinade? »Ja«, bestätigt sie. Der Kartoffelsalat ist also gestrichen. Ebenso der Apfelkuchen, den es zum Dessert gibt. Frisch gebacken und verführerisch duftend wird er von meiner Mutter serviert. Sie ist richtig enttäuscht, dass ich ihn nicht essen darf. Es fällt mir jedoch nicht schwer, darauf zu verzichten. Schließlich ist es mein erster zuckerfreier Tag und ich bin motiviert und voller guter Dinge – und auch stolz darauf, dass ich mich auf dieses Experiment eingelassen habe. Ich begnüge mich mit einer Tasse Kaffee mit Milch. Mein Neffe Samuel studiert interessiert die Milchpackung. »Du darfst keine Milch trinken, da ist ja auch Zucker drinnen«, meint er besorgt und liest die Angaben der Inhaltsstoffe auf der Milchpackung vor.

»Ja, da ist Zucker drinnen. Aber er ist ganz natürlich in der Milch enthalten, als Milchzucker. So wie Fruchtzucker natürlich im Obst enthalten ist. Und das darf ich dann schon essen«, kläre ich meinen Neffen auf. »Okay«, meint Samuel beruhigt und wir genießen alle unser Dessert – meines beschränkt sich auf Milchkaffee.

Am Abend bin ich zurück in meiner Wohnung. »Ist ja ganz gut gelaufen am ersten Tag«, denke ich zufrieden. Eines weiß ich jedoch: In der nächsten Zeit heißt es vermehrt Etiketten lesen und bei Einladungen nachfragen, was alles an Zutaten im Essen ist.

Der zuckerfreie Blog

Durch ein Mail meiner Verlegerin aufmerksam gemacht, stoße ich auf den Blog eines Arztes, der sich ebenfalls entschlossen hat, zuckerfrei zu leben. Allerdings gleich ein ganzes Jahr lang. Mein erster Gedanke ist: »So eine Frechheit, da hat jemand meine Idee gestohlen. Warum beginnt er auch gerade am ersten September? Ich habe dieses Datum schon vor Monaten festgelegt!« Aber dann beruhige ich mich gleich wieder und rücke mein Ego zurecht. Ich muss über mich und meine heftige Reaktion schmunzeln. Es ist ja toll, wenn ein Arzt über die Vorteile einer zuckerfreien Ernährung schreibt. Und mit seinem Blog werden viele Menschen auf die möglichen Auswirkungen eines zu hohen Zuckerkonsums aufmerksam gemacht. Je mehr Menschen sich mit bewusster und gesunder Ernährung beschäftigen, desto besser.

Sofort suche ich nach einer Website dieses Arztes und werde auch gleich fündig. Durch die intensive Beschäftigung mit gesunder Ernährung ist es ihm nicht entgangen, dass der Konsum von Zucker zu gesundheitlichen Risiken führen kann. Durch das Projekt »365 Tage zuckerfrei« möchte Dr. Matthai am eigenen Leib herausfinden, welche positiven Auswirkungen zuckerfreie Ernährung hat.

Was Dr. Matthai jedoch von meiner eigenen Herangehensweise unterscheidet, ist, dass er Süßungsmittel, die aus natürlichen Quellen hergestellt werden, also zum Beispiel Honig, Ahornsirup und Birnendicksaft, schon verwenden möchte, wenn es angemessen ist. Zum gelegentlichen Würzen also.

Gut, das mildert das Ganze etwas ab. Für mich wäre das aber keine gute Idee, denn es würde mich dazu verführen, aus dem Honigglas zu löffeln, oder mir einen Kuchen mit Agavendicksaft zu backen. Ich werde überhaupt keine zugesetzte Süße verwenden. Ich möchte für diese Zeit ganz vom Süßen weg, und für mich passt das radikale Streichen jeglicher Zuckerquelle besser. Ein ganzes Jahr auf Zucker zu verzichten, würde ich aber nicht, mir reichen 100 Tage. Denn das wird schwierig genug, denke ich.

Zucker – ein Name für vieles

Wenn wir landläufig von Zucker sprechen, meinen wir den Haushaltszucker. Haushaltszucker ist das weiße Kristall in der Zuckerdose, das wir zum Süßen von Kaffee und – oft vermahlen zu Staubzucker – zum Backen von Streuselkuchen und Vanillekipferl verwenden. Doch Zucker ist nicht gleich Zucker, und es gibt in der Zwischenzeit über 70 verschiedene Bezeichnungen für dieses süße Pulver. Wir sind verwirrt, wenn wir die Zutatenliste auf der Kekspackung und der Tiefkühlpizza lesen. Glukose, Maissirup, Maltose oder Milchzucker – die Liste der verschiedenen Zucker liest sich endlos lang. Wie und wo kommt Zucker eigentlich in der Natur vor, fragen wir uns. Und warum ist dies alles so kompliziert geworden?

Den Zuckerdschungel entwirren

Zucker wird als Sammelbegriff für alle süß schmeckenden Kohlenhydrate – auch Saccharine genannt – verwendet. Chemisch gesehen sind Kohlenhydrate Verbindungen aus Kohlenstoff, Sauerstoff und Wasserstoff. Aber Kohlenhydrate sind nicht gleich Kohlenhydrate – es gibt viele verschiedene Arten davon. Um eine Struktur zu schaffen, werden die Kohlenhydrate nach der Anzahl ihrer Zuckerbausteine eingeteilt.

Einfachzucker oder Monosaccharide sind, wie der Name schon sagt, die einfachste Zuckerform und bestehen aus einem einzigen Zuckermolekül. Zu den Einfachzuckern gehören die *Glukose* oder der Traubenzucker. Glukose, hin und wieder auch als Dextrose bezeichnet, ist der Einfachzucker, der in der Natur am häufigsten vorkommt. Er ist Bestandteil von Zweifach- und Mehrfachzuckern, und somit einzeln oder in gebundener Form in Obst, Gemüse, Getreide und Milch enthalten. Dieser Zucker ist auch der wichtigste. Denn Glukose ist *der* Energielieferant schlechthin und somit der Treibstoff für unseren Körper. Ohne Glukose könnten wir nicht atmen, sprechen, laufen und denken. Vor allem unsere Gehirnzellen sind auf die Zufuhr von Glukose angewiesen, um zu funktionieren. Glukose geht sehr rasch über den Darm ins Blut über und sorgt für sofortige Energie. Um jedoch in die Zellen zu gelangen, wird Insulin – bereitgestellt aus der Bauchspeicheldrüse – benötigt.

Fruktose oder Fruchtzucker ist ein weiterer Einfachzucker und kommt in natürlicher Form vor allem in Früchten vor. Er hat eine höhere Süßkraft als Glukose und wird langsamer als diese und außerdem nicht ganz vollständig in den Darm aufgenommen. Fruktose wird in der Leber umgebaut und benötigt deshalb kein Insulin wie Glukose, die im Gegensatz dazu nur zu einem geringen Teil in der Leber verstoffwechselt wird. Deshalb wurde früher Menschen mit Diabetes die Verwendung von Fruktose empfohlen. Doch heute ist man anderer Meinung und vom Verzehr von Fruchtzucker wird grundsätzlich abgeraten. Sind zu hohe Mengen von Fruktose in der Nahrung vorhanden, kommt es zur Bildung von Triglyceriden. Diese werden in Fett umgewandelt, was letztendlich zu einer Verfettung der Leber führen kann. Diese

Problematik entsteht jedoch nicht durch das Essen von Obst, wobei ein hoher Konsum von süßem Obst trotzdem nicht empfehlenswert ist. Es ist die hohe Aufnahme von lebensmitteltechnisch hergestellter Fruktose, die den Wissenschaftlern und Ernährungsexperten zurzeit große Sorgen bereitet. Der »Böse« unter den Zuckern ist nämlich Maissirup, auch High Fructose Corn Sirup (HFCF) genannt. Maissirup ist ein Konzentrat, das billig aus Mais hergestellt wird und in großen Mengen Softdrinks und anderen verarbeiteten Lebensmitteln zugesetzt ist.

Der dritte Einfachzucker nennt sich *Galaktose* oder Schleimzucker. Dieser Zucker kommt in der Milch vor, er ist Bestandteil des Milchzuckers.

Einfachzuckermoleküle können sich zusammenschließen, und *Zweifachzucker* oder Disaccharide bilden. Die wichtigsten Zweifachzucker sind:

Die *Saccharose*, besser bekannt unter dem Namen Rohr- oder Rübenzucker, wird aus einem Molekül Glukose und einem Molekül Fruktose gebildet. Die Saccharose kommt in vielen Früchten und Pflanzen vor und wird großteils aus Zuckerrohr und Zuckerrüben hergestellt. Saccharose ist unser Haushaltszucker aus der Zuckerdose. Also der Zucker, der zum Kochen, Backen und Süßen von Kaffee, Tee und Desserts verwendet wird.

Ein weiterer Zweifachzucker ist die *Laktose* oder der Milchzucker. Dieser besteht aus einem Molekül Glukose und einem Molekül Galaktose. Laktose, die vor allem in Milchprodukten enthalten ist, wird von vielen Menschen nicht gut vertragen. Wenn das Enzym, das die Laktose in seine Einzelbausteine abbaut, fehlt, spricht man von Laktoseintoleranz.

Die *Maltose* oder der Malzzucker ist ein weiterer Doppelzucker und besteht aus zwei Molekülen Glukose. Die Maltose kommt in der Natur jedoch nicht in freier Form vor, sondern entsteht bei der Verdauung von Stärke. Einfach-

und Zweifachzucker findet man in Nahrungsmitteln, die süß schmecken, also Beeren, Früchten und so manchen Gemüsearten. Im Gegensatz dazu schmeckt die dritte Gruppe der Kohlenhydrate, die Mehrfachzucker, nicht süß.

Mehrfachzucker oder Polysaccharide bestehen aus mindestens zehn Einfachzuckermolekülen. Dazu gehört die *Stärke*, die aus vielen einzelnen Molekülen Glukose besteht. Wir kennen die Stärke aus den Nudeln, Kartoffeln und stärkehaltigem Gemüse. Aber auch *Ballaststoffe* zählen chemisch gesehen zu den Mehrfachzuckern. Genauso wie *Dextrine* (sie entstehen bei der Spaltung von Stärke) und *Glykogen*. Glykogen ist eine Speicherform der Glukose, die in unseren Muskeln und der Leber gespeichert wird und bei raschem Energiebedarf als Erstes zur Verfügung steht.

Letztendlich sind in den meisten Nahrungsmitteln Kohlenhydrate in irgendeiner Form enthalten, die vom Körper in einem komplexen Prozess in ihre kleinsten Bausteine aufgespalten werden. Das Ziel: die Bereitstellung von Glukose.

Auf welche der oben angeführten Zuckerarten verzichte ich in den nächsten 100 Tagen also? Es ist der raffinierte Haushaltszucker, sowie jegliche andere Zuckerart, wenn sie den Lebensmitteln zugesetzt wird. Lebensmittel, die von Natur aus Zucker enthalten, wie Obst oder Milch, werde ich jedoch essen.

Zucker – in welcher Form auch immer – ist grundsätzlich nichts Schlechtes. Wir brauchen ihn für alle Abläufe in unserem Körper und als Treibstoff, um energiegeladen durch den Tag zu kommen. Das Problem beginnt, wenn wir zusätzlich zu den natürlich vorkommenden Kohlenhydraten in der Nahrung die verschiedensten Zuckerarten aufnehmen. Sei es in Form von Süßigkeiten, Kuchen und anderen Bäckereien, als süße Getränke oder als zugesetzte Stoffe in unseren Lebensmitteln.

Auf diese Weise kommt heutzutage eine ganze Menge zusammen. Mit unserer üblichen Ernährungsweise schafft es der deutsche Durchschnittsbürger in der Zwischenzeit auf etwa 36 Kilogramm (!) reinen Zucker pro Jahr. Österreich hinkt um nichts nach, und wenn wir es umrechnen, sind das etwa 20 Teelöffel zugesetztes süßes, weißes Rieselpulver pro Tag. Viel zu viel! Unser Körper ist überfordert, er kann mit dieser großen Menge an Zucker nicht umgehen. Die meisten von uns wissen zwar von den möglichen Konsequenzen eines zu hohen Zuckerkonsums wie Übergewicht und Diabetes. Doch auch wenn wir Süßigkeiten wie Schokolade, Kuchen, Kekse und Eiscreme in unserer Ernährung einschränken oder streichen, ist es oft der versteckte Zucker in den Produkten der Lebensmittelindustrie, der immer mehr zum Problem wird.

Warum ist nur überall Zucker drinnen, fragen wir uns? Nun – die Antwort ist einfach: Zucker ist eine billige Zutat mit großem Mehrwert. Zucker ist sowohl ein Geschmacksverstärker als auch ein Konservierungsmittel und gibt dem Lebensmittel Körper und Textur. Lebensmittel können dadurch billig hergestellt werden. Neue Produkte werden mit dem Ziel kreiert, so viel wie möglich zu verkaufen. Bei sogenannten »Lightprodukten« wird oft das Fett herausgenommen und durch Zucker ersetzt. Wir müssen uns bewusst sein, dass die Lebensmittelindustrie nicht unsere Gesundheit erhalten oder uns glücklich machen möchte – so wie es die Werbung oft vortäuscht. Ihr alleiniges Ziel ist Wachstum und Profit. Die Lebensmittelindustrie will verkaufen.

Wir, die Käufer und Konsumenten der Produkte, kriegen einen ziemlichen Schrecken und wachen aus unserem süßen Schlaf auf, wenn wir uns verstärkt mit der Thematik Zucker auseinandersetzen. Doch es ist auch gleichzeitig unsere Chance, uns auf die Beine zu stellen, die abgegebene

Verantwortung zurückzuholen und uns Gedanken zu machen, wie wir in Zukunft dem Zuckerwahnsinn entkommen können.

Mit Zucker dickgefüttert

Menschen werden zu dick, weil sie zu viel und zu fett essen. Und außerdem haben sie keine Disziplin. So ist nach wie vor die landläufige Meinung. Doch stimmt das wirklich?

Nun, in letzter Zeit zeigen immer mehr wissenschaftliche Berichte und Studien, dass es nicht so einfach ist. Übergewicht ist eine komplexe Sache und nicht auf einen oder zwei Faktoren zurückzuführen. Eines stellt sich aber zunehmend deutlicher heraus: Nicht das Fett macht uns fett, sondern der Zucker.

Als in den 1980er-Jahren die Welle der Lightprodukte aus den USA zu uns nach Europa schwappte, wurden auch wir von der Fett-Phobie angesteckt. Aus der guten Vollmilch wurde entrahmte, wässrig schmeckende Magermilch. Der Joghurt wurde entfettet und verlor seinen vollmundigen Geschmack. Was tat die Industrie, um die Fadesse der mageren Lebensmittel wieder aufzupeppen? Sie setzte Zucker zu. Und das nicht zu knapp. Fett raus, Zucker rein, und schon hatte man das perfekte neue Lebensmittel für die fettscheu gewordene Bevölkerung. Denn Fett hat ja bekanntlich doppelt so viele Kalorien wie Zucker. Während ein Gramm Fett 9,3 Kilokalorien (kcal) liefert, schlägt ein Gramm Kohlenhydrate – also Zucker – mit nur 4,1 Kilokalorien zu Buche. Somit wurde Fett durch Zucker ersetzt, und trotzdem wurde bei der Gesamtkalorienmenge eingespart. Eine einfache Milchmädchenrechnung, die aber so nicht aufging.

Blicken wir zurück auf die Entwicklung und das Ergebnis dieser Light-Welle müssen wir mit Erstaunen feststellen:

Das Übergewicht in den Industrieländern hat sich nicht reduziert, sondern weltweit zugenommen! Trotz all der fettreduzierten Produkte, und trotz der Süßstoffe. Mehr und mehr wird uns bewusst: Es ist das Übermaß an leicht verfügbaren Kohlenhydraten in der Nahrung, die das Gewicht nach oben schnellen lässt. Zucker ist dabei an vorderster Front. Dabei geht es nicht um das eine oder andere Kilo, das wir gerne weniger hätten. Es geht auch nicht um die Optik eines flachen Bauches und darum, dass wir uns in manchen Gewichtstabellen nicht dort wiederfinden, wo wir sein sollten oder möchten. Wenn wir unserem Körper gesunde, natürliche Nahrung geben, für ausreichend Bewegung sorgen und uns liebevoll um ihn kümmern, wird er sich bei einem Gewicht einpendeln, bei dem wir uns gut fühlen. Nicht die Zahl auf der Waage ist wichtig, sondern unsere Gesundheit und unser Wohlbefinden. Ein Körper im Gleichgewicht ist gesund und schleppt nicht Unmengen an Ballast in Form von Übergewicht mit sich herum. Doch unsere Körper kommen immer mehr in ein zuckerbedingtes Ungleichgewicht.

Wir haben uns weit vom Ursprung entfernt. Unsere Lebensmittel haben ihre Natürlichkeit verloren, unser Zugang zum Essen und unser Essverhalten ebenso. Eine neue Krankheit ist entstanden: Adipositas. Was wie der Name einer exotischen Frucht klingt, ist der medizinische Ausdruck für Fettsucht oder Fettleibigkeit. Adipositas bezeichnet starkes Übergewicht, mit einer über das normale Maß hinausgehenden Ansammlung von Körperfett. Die Gefahr der vermehrten Fettansammlung lauert aber nicht am Hüftspeck oder am kleinen Bäuchlein. Speicherfett sammelt sich zuerst um die inneren Organe an, bevor es sich als »Schwimmreifen« bemerkbar macht. Besonders wenn sich das Fett im Übermaß um die Leber ansammelt, beeinflusst es den Fett- und Kohlenhydratstoffwechsel. Dies führt unter anderem zu einer Störung der Sättigungshormone und dadurch zu einem erhöhten Hungergefühl. Der Körper verliert sein Gleichgewicht. Wir sind hungrig, obwohl wir zu viel essen.

Unsere Gesellschaft hat sich Adipositas im wahrsten Sinne des Wortes angefuttert. Durch den Zucker in den Süßigkeiten, im Fastfood, in den Softdrinks, im Alkohol. Durch die Kombination von süß, fett und viel. Diese Art der Ernährung macht uns nicht satt, sondern immer hungriger. Wir sind hungrig – und werden immer dicker. Uns fehlen die Füllstoffe und Vitalstoffe, die in einer ausgewogenen, pflanzlich dominierten Ernährung enthalten sind. Stattdessen nehmen wir mit Zucker versetzte Schein-Lebensmittel zu uns. Kein Wunder, dass unser Stoffwechsel aus den Fugen gerät, unsere Hormonbalance stört und unser Gewicht nach oben treibt.

Wenn uns dann noch Unzufriedenheit, Langeweile, Frustration, Kummer und andere unangenehme Gefühle zum Essen treiben, greifen wir nicht zu rohen Karotten oder Apfelschnitzen. Nein, es ist wieder die Schokolade, das Eis oder die Kekse, bei denen wir Trost suchen. Und schon landen wir erneut in der Zuckerfalle.

Diabetes: zuckersüßer Killer

Während ich weiter jede zugesetzte Süße in meiner Ernährung weglasse, recherchiere ich eifrig und setze mich mit Zucker und seinen möglichen Krankheiten auseinander. Neben Übergewicht ist Diabetes vom Typ I eine Hauptfolge unseres zuckersüßen Lebens. Diabetes mellitus heißt übersetzt so viel wie »honigsüßer Durchfluss« und klingt eigentlich ganz harmlos. Doch harmlos ist die umgangssprachlich genannte Zuckerkrankheit bei Weitem nicht.

Diabetes ist eine Stoffwechselkrankheit, bei der der Glukosestoffwechsel gestört ist. Der Blutzuckerspiegel ist erhöht, da in den Inselzellen der Bauchspeicheldrüse zu wenig oder gar kein Insulin produziert wird. Dieses Insulin ist ein Hormon und wird gebraucht, damit unsere Körperzellen Glukose aufnehmen können. Insulin reduziert also den Blutzucker, indem sie ihn aus dem Blut entfernt und in die Zellen transportiert. Somit hält Insulin die Konzentration des Blutzuckers auf einer bestimmten Höhe konstant, und damit unseren Körper im Gleichgewicht.

Wird kein Insulin vom Körper zur Verfügung gestellt, kommt es zu einer Überzuckerung des Blutes, einer sogenannten Hyperglykämie, die schwerwiegende Folgen hat.

Während beim Diabetes mellitus vom Typ 1 aus oft unbekannten Ursachen die Inselzellen der Bauchspeicheldrüse zerstört werden und man von einer Autoimmunerkrankung spricht, ist der Typ 2 eine Erkrankung unserer Wohlstandsgesellschaft. Durch übermäßigen Zuckerkonsum und, dadurch bedingt, einem erhöhten Aufkommen von Zucker im Blut, versucht der Körper durch ständige Überproduktion von Insulin der Zuckerflut gerecht zu werden. Mit der Zeit jedoch können die Inselzellen der Bauchspeicheldrüse ermüden. Sie produzieren immer weniger Insulin, bis sie ganz damit aufhören.

Die Folgen einer unbehandelten Diabeteserkrankung können schwerwiegend sein: Kleine und große Arterien und Nerven werden geschädigt, dadurch kann es zu Herzinfarkt und Schlaganfall kommen. Netzhautschäden können sogar zur Blindheit führen, es können Nerven- und Nierenschäden auftreten. Ist die Schmerzwahrnehmung in den Füßen vermindert und Verletzungen werden nicht gespürt und behandelt, kann es zum »diabetischen Fuß« kommen. Durch die beeinträchtigte Durchblutung und Wundheilung bilden sich

Geschwüre, die Gewebe und Knochen angreifen. Außerdem kann es bei Menschen mit Diabetes zu Depressionen kommen.

Bei dieser Liste an Folgekrankheiten verliert der Gedanke an ein Stück Kuchen sofort seinen Reiz. Doch Diabetes ist behandelbar, und wird sie rechtzeitig erkannt, ist diese Krankheit in vielen Fällen sogar heilbar. Durch die Veränderung unseres Lebensstils und unserer Ernährungsgewohnheiten können wir positiv gegensteuern. Und an diesem Punkt kommen wieder Süßigkeiten ins Bild: Denn je weniger Zucker wir unserem Körper zuführen, desto weniger belasten wir unsere Bauchspeicheldrüse. Einfache, gesunde Kost mit allen Nährstoffen, viel Gemüse und Getreide aus dem vollen Korn – das liefert Energie und verhindert das ständige Auf und Ab des Blutzuckerspiegels. Auch Sport und Bewegung sind Faktoren, deren Wichtigkeit oft übersehen wird. Der Insulinstoffwechsel wird durch Aktivität positiv beeinflusst. Jede Muskelbewegung, ob Treppensteigen, flott spazieren oder Gewichte heben erhöht nicht nur den Energieverbrauch, sondern pendelt außerdem den Blutzuckerspiegel wieder ein. Eigentlich wäre es so einfach. Doch eine gesunde Lebensweise erfordert Motivation.

Wie schwierig sich das manchmal gestaltet, erfrage ich bei einem meiner Workshops. Wir sprechen über Übergewicht, gesunde Ernährung und welche Wertigkeit Zucker im Leben der Teilnehmer einnimmt.

Roman, ein übergewichtiger ehemaliger Verkäufer, ist seit vier Jahren Diabetiker. Da er ziemlich groß ist, merkt man ihm sein Übergewicht auf den ersten Blick kaum an – außer an seinem Bauchumfang. Er leidet außerdem unter hohem Blutdruck und wenn er es mit den Fleischportionen übertreibt, kann es zu einem Gichtanfall kommen. Zum Abendfilm nascht er gerne Schokolade oder Chips und Sport ist für ihn ein Fremdwort. Er ist ein bekennender »Couch-Potato«, ein klassisches Beispiel für unser heutiges Leben. Vor zwei Jahren, erzählt Roman, war er zur Rehabilitation in einer Kuranstalt für Stoffwechselerkrankungen. Er schwärmt begeistert davon. Es gab zwar nicht viel zu essen, aber es schmeckte alles gut. Roman war den ganzen Tag mit sportlichen Aktivitäten wie Wassergymnastik, Radeln am Ergometer und Walken in der schönen Umgebung eingedeckt. Dazwischen nahm er diverse andere physikalische Therapiemöglichkeiten in Anspruch. Auch mehrere Gespräche mit einer Diätologin gehörten zum Plan. Sogar Kochrezepte wurden ausgeteilt. »Ich habe in diesen drei Wochen super abgenommen und mich total wohlgefühlt.« Die Kochrezepte hat er aufgehoben und manchmal bäckt er sogar noch den Karottenkuchen. »Er ist aus Vollkornmehl und mit wenig Zucker. Und schmeckt so gut, dass ich gleich drei Stück auf einmal esse.«

Der Karottenkuchen ist aber auch das Einzige, das ihn noch mit der Kur verbindet. Er konnte die positiven Angewohnheiten, die ihm bei diesem dreiwöchigen Aufenthalt gezeigt wurden, nicht mitnehmen. Ein paar Wochen hat er sich mit dem Essen zurückgehalten, dann haben sich wieder die Süßigkeiten in den Alltag geschlichen. »Ich weiß, wie es geht. Aber es ist so schwer, durchzuhalten.« Das Gewicht, das Roman damals abgenommen hatte, war in ein paar Monaten wieder drauf. »Ich kann mich einfach nicht zur Bewegung motivieren, und auf mein Sonntagsschnitzel zu verzichten, ist so schwer für mich. Da fällt das Stück Torte als Nachtisch gar nicht mehr ins Gewicht. Doch beim letzten Arztbesuch waren meine Blutwerte gar nicht gut. Mein Arzt hat mir wirklich ins Gewissen geredet und mir ans Herz gelegt, etwas zu ändern, wenn mir meine Gesundheit wichtig ist.« Roman hat einen Schreck bekommen, jetzt nimmt er die Sache etwas ernster. »Die Süßigkeiten lasse ich schon weg«, erzählt er stolz von seinen Anfangserfolgen.

Angst ist ein guter Motivator, doch könnte es auch anders sein? Könnten wir uns nicht aus der Freude heraus motivieren, um unsere Gesundheit zu erhalten? Das Problem ist: Diabetes tut nicht weh, Bluthochdruck spürt man oft gar nicht. Und an das bisschen Übergewicht gewöhnen wir uns schnell. Wenn wir mal unzufrieden damit sind, hilft sofort Süßes, um uns davon abzulenken. Schon ist es wieder der Zucker, der uns aus der Bahn wirft. Was kann der noch alles anrichten, frage ich mich?

Noch mehr schlechte Nachrichten

Ein paar Tage sind schon vergangen, und ich schlage mich ganz gut mit meiner Zuckerabstinenz. Doch ich stehe noch am Anfang. Sowohl in meinem persönlichen Experiment als auch beim Eintauchen in das Thema Zucker. Die intensive Recherche über Zucker und seine Folgeerkrankungen macht mich ziemlich betroffen. Wer denkt daran, wenn er sich einen unschuldig aussehenden Schokoriegel einverleibt, dass sich dahinter so viel Krankmachendes verstecken kann? Die Liste der Krankheiten und Symptome, die möglicherweise auf einen überhöhten Zuckerkonsum zurückzuführen sind, liest sich wie eine Gruselgeschichte.

Da wäre einmal *ADS/ADHS* – die Aufmerksamkeitsdefizit- oder Aufmerksamkeitsdefizit-Hyperaktivitätsstörung. ADS/ADHS ist eine bereits im Kindesalter beginnende Verhaltensstörung. Sie äußert sich durch Aufmerksamkeitsprobleme, Impulsivität und Hyperaktivität. Die Ursachen dieser Krankheit sind vielfältig. Eine Folge davon ist die fehlerhafte Informationsweiterleitung zwischen den Nervenzellen. Bei ADS/ADHS ist der Dopamin-Spiegel – ein Nervenbotenstoff, auch »Glückshormon« genannt – deutlich erniedrigt. Dadurch können Reize nicht richtig verarbeitet werden. Kinder, die an dieser Krankheit leiden, wirken aggressiv und aufgedreht. Grundsätzlich haben Kinder ein sehr empfindliches Nervensystem, das durch den Verzehr von Süßigkeiten noch empfindlicher reagiert. So konnte von Wissenschaftlern ein direkter Zusammenhang zwischen Hyperaktivität und dem Konsum von Softdrinks bei Kindern festgestellt werden.

Eine weitere mögliche Folge des übermäßigen Zuckerkonsums in der täglichen Ernährung ist *Arteriosklerose*, umgangssprachlich auch Arterienverkalkung genannt. Dabei kommt es zu Ablagerungen in den Gefäßwänden der Arterien. Die Gefäße werden verengt, Blut kann nicht mehr frei fließen, die Versorgung der Organe und Zellen des Körpers wird eingeschränkt. Die Ablagerungen in den Gefäßen sind typische Folgen unseres heutigen Lebensstils. Neben Stress, Bewegungsmangel und genetischen Faktoren spielt hier die Ernährung eine wichtige Rolle. Eine Ernährungsweise, die Zucker, Weißmehl und Fett in zu großen Mengen beinhaltet, schadet nachweislich der Gesunderhaltung unserer Gefäße.

Insulin, das Hormon aus der Bauchspeicheldrüse, ist auch für unser Gehirn wichtig. Ist die Insulinproduktion aufgrund einer zuckerreichen Ernährung aus dem Gleichgewicht geraten, kann es zu einer Beeinträchtigung der Gedächtnisleistung, der Merkfähigkeit und der Konzentration kommen. Während über die wahre Ursache von *Alzheimer* und anderen Erkrankungen des Gehirns eifrig geforscht wird, ist sich die Wissenschaft inzwischen über eines einig: Gut die Hälfte aller Alzheimererkrankungen könnten durch einen gesunden Lebensstil vermieden werden. Und dieser beinhaltet auch eine zuckerreduzierte Ernährung.

Bluthochdruck wird immer mehr zu einer chronischen Erkrankung und hier sind ebenfalls zu einem Großteil Ernährungsfehler als Hauptursache anzusehen. Sah man lange Zeit einen zu hohen Salzkonsum als mitverantwortlich, tritt in der momentanen Forschung der übermäßige Konsum von Zucker als Mitverursacher von Bluthochdruck in den Vordergrund. Vor allem Fruktose wird dafür verantwortlich gemacht. Doch nicht die Menge an Fruktose in Obst ist das Problem, denn Obst, in Maßen genossen, ist Bestandteil unserer gesunden Ernährung. Wenn wir jedoch Fruktose im Übermaß zu uns nehmen, kann unser Körper das gesunde Gleichgewicht nicht mehr erhalten. Und genau das passiert heutzutage. Fruktose ist auch im Mais enthalten, wird billig daraus hergestellt, um dann Softdrinks und anderen hochverarbeiteten Lebensmitteln zugesetzt zu werden.

Weiters beeinflusst Zucker auf ungesunde Weise den Darm und *Darmprobleme* nehmen in der Bevölkerung zu: Reizdarmsyndrom, Laktose- oder Fruktoseintoleranz, oder einfach auch nur ständige Verstopfung oder Durchfall, immer mehr Menschen sind davon betroffen. »Der gesunde Darm ist die Wurzel aller Gesundheit« – war schon die Aussage von Hippokrates, Mediziner der ersten Stunde. Der Darm besitzt ein eigenes Nervensystem, wir sprechen auch vom »Bauchhirn«, das unabhängig vom Gehirn arbeitet. Wenn wir gestresst sind, kann sich dieser Stress auf die Verdauungsorgane auswirken. Wenn wir unsere Ernährung stressbedingt hinten anstellen, das Falsche essen und zum Stück Kuchen greifen, anstatt ein paar Mal tief durchzuatmen, tun wir unserem Darm nichts Gutes.

Depressionen sind die Auswirkung unserer schnelllebigen, materialistisch gesteuerten Welt. »Schneller, höher, stärker und erfolgreicher« ist die Devise, der Mensch in seiner Menschlichkeit bleibt auf der Strecke. Kein Wunder, dass Schlafstörungen, Burn-out-Erkrankungen und Depressionen in der Bevölkerung zunehmen. Was viele jedoch nicht beachten, ist, welch großen Einfluss eine ausgewogene Ernährung auf unseren psychischen Zustand hat. Zucker beeinflusst definitiv unsere Stimmung. Nach dem ersten Hoch beim Verputzen einer Tafel Schokolade kommt die Katerstimmung. Die sensible Biochemie des Körpers wird verändert und bringt uns nicht nur körperlich, sondern auch psychisch aus dem Gleichgewicht. Menschen, die auf Zucker verzichten, merken schnell, dass sie sich ausgeglichener fühlen und sich ihre depressive Verstimmung bessert.

Fibromyalgie oder Faser-Muskel-Schmerz ist eine chronische Erkrankung. Sie zeichnet sich durch Schmerzen in den verschiedenen Körperregionen, vor allem in der Muskulatur und dem Bindegewebe, durch Müdigkeit und Schlafstörungen aus. Auch Depression, Migräne und Verdauungsbeschwerden können dabei auftreten. Die Ursache dieser Krankheit ist bis jetzt noch nicht bekannt. Wir können aber einen Zusammenhang mit einer gesunden Ernährung erkennen. Durch das Weglassen von Zucker, Süßstoffen und Weizen können teilweise großartige Erfolge bei den Betroffenen verzeichnet werden.

Eine ungünstige, zuckerreiche und kohlenhydratlastige Ernährung kann außerdem zu *Haut- und Haarproblemen* führen. Durch die erhöhte Zuckerkonzentration im Blut kommt es zur Verklebung der kollagenen Fasern im Bindegewebe. Die Folge: Die Haut verliert an Elastizität, es entstehen Falten und Risse. Dadurch kann es zu Entzündungen kommen. Das ist doch eine gute Motivation, unseren Zuckerkonsum zu überdenken. Denn wer möchte schon den Alterungsprozess beschleunigen?

Karies: Durch ständigen Zuckerkonsum wird der pH-Wert im Mund in den sauren Bereich verschoben. Diese Säuren greifen den Zahnschmelz an, er wird entmineralisiert und dadurch geschädigt. Vor allem der Konsum von zuckerreichen Getränken und Süßigkeiten, die länger im Mund bleiben, wie Bonbons, sind ideale Nährböden für kariesverursachende Bakterien.

Krebs entsteht, wenn sich gesunde Zellen verändern und in Tumorzellen umwandeln. Zwischen einer zuckerreichen Ernährung und Krebs gibt es insofern einen Zusammenhang, da sich Krebszellen mit Zucker ernähren. Vor allem raffinierter Fruchtzucker ist ein Treibstoff für das Wachstum von

Krebszellen. So wird in der Krebstherapie gerade geforscht, wie weit man mit einer entsprechenden Ernährung diese Krankheit aufhalten, möglicherweise sogar rückgängig machen kann.

Auch *Schilddrüsenerkrankungen* haben einen Bezug zu Zucker: Die Schilddrüse ist eine schmetterlingsförmige Hormondrüse, die sich im Bereich des Kehlkopfs befindet und lebenswichtige Hormone produziert. Gerät sie aus der Balance, ist der ganze Körper in einer Schieflage. Es gibt Zusammenhänge zwischen einem erhöhten Zuckerkonsum und der Erkrankung dieser Drüse, die noch genau erforscht werden.

Meine Recherche hat einiges zutage gebracht, das ich noch nicht wusste. Zucker wird mir schön langsam etwas unheimlich und es fällt mir momentan sehr leicht, auf ihn zu verzichten. Krank werden möchte ich nicht. Insgesamt sind die Aussichten für Naschkatzen und Zuckerschlecker also ziemlich trüb.

Die Sache mit dem Alkohol

Kürzlich habe ich gelesen, dass auch dem Wein Zucker zugesetzt werden kann. Das war mir neu. Ich dachte, Wein wird nur aus Trauben hergestellt, und sonst ist nichts dabei. Oder verwechsle ich das etwa mit dem Bier, wo ja das Reinheitsgebot gilt: Gerste, Hopfen und Wasser – mehr darf nicht rein? Wie auch immer, ich muss gestehen, bei Alkohol bin ich nicht die große Expertin – weder beim Trinken noch was das Wissen darüber betrifft. Natürlich hatte ich in meinen Zwanzigern eine Zeit, wo ich mehr Alkohol getrunken habe, als mir guttat. Doch diese Zeiten sind schon lange vorbei. Heute trinke ich kaum Alkohol, vielleicht ein Glas Prosecco bei einem Geburtstagsfest und hin und wieder ein Glas Wein zu einem gemütlichen Abendessen.

Ich habe festgestellt, dass es zwei verschiedene Personentypen gibt: Der eine Typ wählt einen Drink, um am Abend zu entspannen, der andere braucht etwas Süßes, vorzugsweise Schokolade, um von der Hektik des Tages runterzukommen. Ich gehöre eindeutig zum Schokoladentyp. Nicht, dass ich es nicht anders versucht hätte. Als vor einiger Zeit mein Freund Max zu einem gemütlichen Abendessen bei mir war und wir ein Glas Wein dazu genossen hatten, stand die mehr als halb volle Flasche Rotwein einsam in der Küche. Am nächsten Abend dachte ich: »Ich versuche es einmal. Schenke mir ein Glas Wein ein und trinke es gemütlich, während ich entspannt in einem Buch lese.« Ich machte es mir auf der Couch bequem und nippte am Wein. Doch nach zwei Schlucken hatte ich wieder genug. Es kam mir befremdlich vor, allein Alkohol zu trinken. Ich leerte das Glas Wein in den Ausguss und machte mir eine Tasse Tee. Das war gleich ein anderes Gefühl. Der tiefliegende Grund jedoch, warum ich keinen Alkohol trinke, ist, dass ich dadurch meine Klarheit verliere. Ich liebe es, nüchtern zu sein und die Welt mit scharfen Augen und einem wachen Verstand zu betrachten. Alkohol verschleiert meinen Blick und außerdem bringt er mich in eine melancholische Stimmung, wenn ich trinke und dabei allein bin. Da ich sowieso vom Charakter her zur Nachdenklichkeit neige, möchte ich dies nicht noch mit Alkohol verstärken.

Wenn tatsächlich Zucker dem Wein zugesetzt ist, macht es mir gar nichts aus. Es wird mir nicht einmal auffallen, wenn ich darauf 100 Tage lang verzichten muss. Doch ich bin neugierig geworden. Wie ist das jetzt mit dem Zucker im Wein?

Ich greife zum Telefon und rufe meine Schwester Zoe an. Sie betreibt mit ihrem Mann ein Weingut und Obstgärten, wo sie gemeinsam neben Trauben auch Äpfel, Birnen und Marillen kultivieren. Zoe klärt mich auf. Bei frisch gepresstem Traubensaft, der zu Wein verarbeitet wird, wird immer der Zuckergehalt gemessen. Ist er zu niedrig, darf Zucker zugesetzt werden, und zwar knapp vier Kilogramm je 100 Liter. Denn Zucker wird zu Alkohol vergoren, und ein höherer Zuckergehalt im Traubensaft führt letztendlich zu einem höheren Alkoholgehalt im Wein. Je schwerer und alkoholhaltiger der Wein sein soll, desto süßer muss der ursprüngliche Traubensaft sein. Ob und wie viel Zucker zugesetzt wird, ist auch abhängig vom Jahrgang. In einem Sonnenjahr bilden die Trauben selbst viel natürlichen Zucker.

Bei Schaumweinen ist es etwas anders. Bei diesen wird zuerst der Traubensaft vergoren, und erst dann werden – für eine weitere Gärung – Zucker und Hefe zugesetzt. Schaumweine haben somit immer zugesetzten Zucker, auch wenn dieser vergoren ist. Außerdem gibt es die Regelung, dass Prädikats- und Kabinettweine nicht aufgezuckert werden dürfen.

Das alles wusste ich nicht, ich lerne unglaublich viel auf meiner Reise der 100 zuckerfreien Tage.

Wenn ich also ein Glas Wein trinke, kann ich nie genau wissen, ob dem Traubensaft vor der Gärung noch Zucker zugefügt wurde. Wer sich ganz strikt und zu 100 Prozent ohne zugesetzten Zucker ernähren will, für den ist Wein tabu. Gut, denke ich mir, also kein Wein in diesen 100 zuckerfreien Tagen. Was mir sicher leichtfallen wird, es stehen keine Geburtstage an, und zu Weihnachten kann ich wieder ein Glas Prosecco trinken, wenn ich darauf Lust habe. Denn da sind die zuckerfreien Tage wieder vorbei.

Eines haben Zucker und Alkohol gemeinsam. Genauso wie Zucker in kleinen Mengen als Genussmittel verwendet werden kann oder aber im Übermaß krank macht, ist es mit dem Alkohol. Viele Menschen erkennen nicht, dass sich durch regelmäßigen Alkoholkonsum aus der Gewohnheit durchaus eine Sucht entwickeln kann, die den Körper und die Psyche krank macht. Alkohol wird in der Leber abgebaut. Zuerst einmal in Acetaldehyd, dann in Essigsäure. Acetaldehyd ist toxisch und die Leber hat einiges zu tun, um dieses Gift umzuwandeln. Wer regelmäßig größere Mengen an Alkohol zu sich nimmt, beansprucht dadurch seine Leber sehr stark. Andere wichtige Stoffwechselprozesse werden hinten angestellt, wie zum Beispiel der Abbau von Fett. Die Folge ist eine Verfettung der Leber.

Wenn wir bedenken, dass die Leber durch die Fruktose, die heutzutage in einem Übermaß in unseren Lebensmitteln vorhanden ist, zusätzlich belastet wird, müssten wir hellhörig werden. Unsere arme Leber läuft auf Hochtouren, schafft es aber nicht, alles zeitgerecht zu verstoffwechseln. Ein Übermaß an Zucker, Fett und Alkohol bringt zu viele Kalorien und zu wenige Nährstoffe. Zucker und Alkohol zu reduzieren – oder für eine gewisse Zeit einmal ganz wegzulassen –, ist deshalb eine Wohltat für die Leber und damit für die gesamte Gesundheit.

Wie viel Zucker brauchen wir?

Zucker tut unserer Gesundheit also gar nicht gut, das ist klar. Aber wie viel ist zu viel, wo ist die Grenze zwischen dem Genuss von Süßigkeiten und dem Schaden, den wir unserem Körper damit zufügen? Wie viel von der weißen Süße wird von der Wissenschaft empfohlen und wie viel essen wir im Durchschnitt tatsächlich jeden Tag?

Es ist schön zu sehen, dass sich im wissenschaftlichen Bereich etwas tut. Immer mehr Ärzte erkennen, dass ein zu hoher Zuckerkonsum schwerwiegende Folgen für die Gesundheit haben kann. Bis jetzt waren sich Experten einig, dass wir 50 Gramm Zucker pro Tag ohne Bedenken zu uns nehmen können. Doch vor Kurzem wurde die Empfehlung der WHO (World Health Organisation) über den Zuckerverbrauch herabgesetzt. Die bisherige Richtlinie war, 10 Prozent des täglichen Energiebedarfes in Form von Zucker aufzunehmen. Seit Kurzem wird empfohlen, die Aufnahme auf tägliche 5 Prozent zu reduzieren.

Wie viel zugesetzter Zucker das ist, können wir in einem Rechenbeispiel erkennen: Frauen haben einen durchschnittlichen Energiebedarf von 2.000 Kilokalorien (kcal) pro Tag. Nehmen wir davon 5 Prozent, so sind das 100 kcal, die sie zusätzlich in Form von Zucker zu sich nehmen sollten. Bei Männern ist der Energiebedarf etwas höher, im Schnitt 2.400 kcal pro Tag. Das entspricht einem Wert von 120 kcal, den sie für zugesetzten Zucker verwenden sollten. Ein Gramm Zucker hat 4 kcal, das heißt: Frauen sollten laut dieser Empfehlung nicht mehr als 25 Gramm (g) Zucker pro Tag zu sich nehmen, Männer nicht mehr als 30 Gramm pro Tag. Um uns das Ganze bildlich vorstellen zu können, ergibt das für Frauen etwas über 8 Stück Würfelzucker, für Männer 10 Stück Würfelzucker pro Tag. Das ist nicht viel, wenn man bedenkt, dass manche von uns diese Menge schon für das Süßen von Kaffee und Tee verwenden.

Noch ein Beispiel, um zu verdeutlichen, wie viel zugesetzten Zucker wir zu uns nehmen: Nehmen wir einen ganz normalen Tag, mit einer – so denken wir – relativ gesunden und ausgewogenen Ernährung. Zum Frühstück gibt es ein bis zwei Stück Vollkornbrot mit Butter und Marmelade, dazu einen gesüßten Kaffee. Das macht schon einmal 9 g Zucker. Oder wir essen Müsli zum Frühstück, aber damit haben wir auch nicht die klügere Entscheidung getroffen. Denn wie wir bei unserem Ausflug in den Supermarkt sehen werden, hat eine Portion Müsli – das auf der Verpackung Gesundheit verspricht – 9,5 g Zucker.

Weiter geht es mit dem Mittagessen: In der Tomatensauce, die wir über unsere Nudeln gießen, sind 4 g Zucker. Der

Salat wird mit Dressing verfeinert und bringt uns weitere 5 g Zucker. Dann noch das Stück Würfelzucker im Kaffee mit 3 g und wir haben eine Zwischensumme von 21 g – die Tagesration von 25 g für Frauen ist schon fast erreicht. Am Nachmittag haben wir uns einen Muffin verdient – so viel Zucker kann da wohl nicht drinnen sein, denken wir. Falsch gedacht. In einem Muffin stecken sogar bis zu 30 g Zucker. Wir haben also nach unserer Zwischenmahlzeit am Nachmittag – ohne noch das Abendessen miteinzuberechnen – schon die doppelte Tagesration an Zucker zu uns genommen.

Wenn wir uns daran halten, nicht mehr als die empfohlene Menge an zusätzlichem Zucker zu essen, müssen wir den Rechenstift zücken. Mit dem Süßen zwischendurch muss ab nun sehr sparsam umgegangen werden. Eine kleine Packung mit 50 g Gummibärchen enthält stolze 38 g Zucker, 1 Tafel Milchschokolade enthält 56 g Zucker. In einem Esslöffel Ketchup stecken 4 g Zucker und in einer 0,3-Liter-Dose Limonade können sogar bis zu 40 g Zucker versteckt sein. Andere Zuckerfallen sind Instant-Tee sowie löslicher Cappuccino, gezuckerte Cornflakes und Fruchtjoghurt. Auch Dosenfrüchte sind gezuckert, und die sogenannten »Kinderlebensmittel« in Form von Schokoriegel und Pudding weisen ebenfalls einen immens hohen Zuckeranteil auf.

Es ist also nicht einfach und erfordert einiges an detektivischem Gespür, den Zuckerkonsum niedrig zu halten. Doch wir müssen immer bedenken, dass diese Empfehlungen der Wissenschaft gar nicht den natürlich vorkommenden Zucker in unserer Nahrung, wie z.B. jenen im Obst, miteinrechnen, sondern ausschließlich den *zugesetzten Zucker*, also den Zucker im Kaffee, in der Schokolade und in den Fertigprodukten. Je natürlicher die Nahrung ist, die wir zu uns nehmen, und wenn wir unseren Süßhunger mit Früchten stillen, desto weniger Gedanken brauchen wir uns über den

Zucker machen. Wie weit die Empfehlung der Wissenschaft für den Einzelnen von uns durchführbar ist, bleibt uns selbst überlassen. Eine Zuckerphobie zu entwickeln und sich deshalb jeglichen Genuss von Süßigkeiten zu verbieten, ist auch nicht der gesunde Zugang. Doch die Fakten sind eindeutig: Wir essen zu viel Zucker.

Der Grund, warum sich unser Zuckerkonsum in den letzten Jahren fast verdreifacht hat, ist nicht nur allein der, dass so vielen Lebensmitteln Zucker zugesetzt ist. Es ist unser Umfeld, das es uns zusätzlich schwer macht, Süßem auszuweichen. Nicht nur der Begriff »toxic environment« ist in letzter Zeit entstanden, manche sprechen auch von einer sogenannten »Snacking-Gesellschaft«, in der wir permanent mit Süßigkeiten konfrontiert sind. Wir essen immer wieder nebenbei die eine oder andere Kleinigkeit, und am Ende des Tages haben wir weit mehr an diesem weißen Pulver aufgenommen, als uns guttut.

Brauchen wir überhaupt zugesetzten Zucker in unserer täglichen Ernährung? Die Antwort ist klar und deutlich: nein. Unsere Energie bekommen wir täglich aus den schon besprochenen Nahrungsmitteln, die natürlichen Zucker enthalten wie Obst und Gemüse. Außerdem aus kohlenhydrathaltigem Getreide, dessen Inhaltsstoffe letztendlich zu Glukose oder Traubenzucker aufgespalten werden. Auch in allen Milchprodukten ist natürlicher Zucker enthalten. Wir sind also mit einer ausgewogenen Ernährung, die viel Gemüse und Salat sowie Vollkornprodukte und Obst in vernünftigen Mengen enthält, vollkommen versorgt, ohne ein Brösel zusätzlichen Zucker aufnehmen zu müssen. Der raffinierte Zucker, den wir essen, dient also allein dem Genuss. Doch wenn wir an die Folgen eines zuckerreichen Lebens denken, bleibt vom ursprünglichen Genuss nicht mehr viel übrig.

Unsere Umwelt macht es uns nicht leicht, ein zuckerarmes oder sogar zuckerfreies Leben zu führen. Würden wir in einer Welt leben, in der es täglich frisches, nährendes und liebevoll zubereitetes Essen gäbe, würden wir uns mit dem Thema Zucker gar nicht auseinandersetzen müssen. Doch die Bequemlichkeit unserer schnelllebigen Industriegesellschaft hat ihren Preis. Um unserer Gesundheit willen müssen wir uns bewusst mit dem, was wir zu uns nehmen, auseinandersetzen. Und uns zusätzlich mit der fatalen Anziehungskraft von Süßigkeiten beschäftigen.

Ausflug in den Supermarkt

Meine Wissbegierde über Zucker und seine krank machende Wirkung ist vorerst einmal gestillt. Jetzt werden konkrete Aktionen gesetzt. Ich erkunde den Alltag und die Welt der Zuckerquellen. Mein erster Weg führt mich zum nahe gelegenen Supermarkt. Er hat ein großes Sortiment an Lebensmitteln, ein Paradies für die Konsumenten. Vielleicht aber ein Paradies, das der Gesundheit schadet? Ich werde jetzt Detektivin spielen und mache mich auf; zu einer Jagd nach Zucker.

Ich verbinde die Zuckerjagd gleich mit meinem Einkauf. Doch ich brauche nicht viel: etwas Obst, Milch und Parmesan. Das kommt aber erst zum Schluss dran, denn zunächst einmal bin ich gespannt, was ich hier so an versteckten und nicht versteckten Zuckerquellen finden werde. Nachdem ich selbst so oft wie möglich frisch koche, beschränkt sich mein persönlicher Einkauf meist auf Gemüse, Obst und einige Milchprodukte. Die anderen Zutaten, die ich brauche, wie Getreide, Hülsenfrüchte, Nüsse und Gewürze, habe ich stets zu Hause gelagert.

Ich schnappe mir einen Einkaufswagen, nehme Block und Stift und beginne damit, die verschiedenen Etiketten zu lesen. Dank unseres Lebensmittelgesetzes muss alles angeführt werden, was im Produkt enthalten ist. Was mengenmäßig am meisten vorkommt, muss am Anfang aufgelistet sein. Somit kann sich der Konsument gut orientieren. Doch so einfach ist es dann auch wieder nicht. Manchmal ist die Zutatenliste so lang und dermaßen klein gedruckt, dass ich Schwierigkeiten beim Lesen habe. Dazu bräuchte wohl jeder eine Lupe. Ich habe wohlweislich eine eingesteckt, denn heute entgeht mir kein Krümelchen Zucker.

Ich beginne im Regal mit den Milchprodukten. Was es da alles gibt! Diverse Joghurts in jeder Geschmacksrichtung, Desserts und Cremespeisen aus Milch in ihrer vielfältigsten Form. Hier hat Zucker Hochsaison. Sogar im Bio-Fruchtjoghurt ist eine beträchtliche Menge an Zucker zugesetzt. Nämlich 26,8 g in einem 200 g-Becher, lese ich mit Staunen. Das sind 29,8 Prozent des empfohlenen Tagesbedarfes. Heißt für mich so viel wie: drei von diesen Joghurts und ich habe die ganze Tagesration an Zucker aufgenommen. In der Topfencreme entdecke ich außer Zucker als Inhaltsstoff modifizierte Stärke. Glukose-Fruktose-Sirup ist neben Zucker auch in anderen Joghurts enthalten.

Weiter geht es zum Käse. Da finde ich Zucker im Frischkäse mit Kräutern, im Käse-Schinken-Brotaufstrich Dextrose. Ich weiß ja, dass Zucker als Konservierungsmittel verwendet wird. Doch wer würde im Frischkäse Zucker vermuten? Es wird noch besser – oder schlimmer: Im frischen Fertig-Naturschnitzel für die Mikrowelle ist Glukosesirup, im plastikverpackten Fertigsandwich ist Zucker und im Cheeseburger, neben Zucker, auch Dextrose und Gerstenmalzextrakt aufgelistet. Auch dem Sauerkraut mit Speck, der Extrawurst und der vegetarischen Grillwurst ist Zucker zugesetzt. Im veganen Käse befindet sich modifizierte Stärke, die vegane Wurst enthält Zucker. Veganer können durchaus sehr schnell in die Zuckerfalle tappen, überlege ich. Für mich persönlich hat dieser Käseersatz, der wie Käse aussehen und schmecken soll, sowieso nicht mehr viel mit bewusster

Ernährung zu tun. Auch wenn dabei tierische Produkte ausgespart sind, es ist verarbeitete Nahrung, die sich schon sehr weit von ihrem natürlichen Ursprung entfernt hat.

Ich schiebe meinen Einkaufswagen weiter. Dass in Tomatensauce, Senf und Ketchup beträchtliche Mengen an Zucker sein können, hat sich in der Zwischenzeit schon herumgesprochen. Doch dass dem Salzgebäck ebenfalls Zucker zugesetzt ist, mag viele erstaunen. Im unschuldigen Salzstangerl ist Zucker, im Salzbrezel ist Gerstenmalz. Auf den diversen anderen Packungen ist neben Zucker noch Maltodextrin, Fruktose und Dextrose aufgelistet. In den Konserven ist Zucker enthalten, oder vermehrt auch Süßstoff, was die Sache nicht besser macht. Essiggurken, Karottensalat und Dosenfrüchte sind nicht davon ausgenommen. Außerdem finde ich Zucker in jeder Fertigsuppe und in den Würfeln aus Gemüsebrühe. In einer harmlos aussehenden Packung Fertignudeln mit Blattspinat befindet sich neben Zucker zusätzlich Laktose, Maltodextrin und Fruktose.

Langsam werde ich nachdenklich, als ich nachlese, dass die so gesund aussehende Müslimischung pro Portion 9,5 g Zucker beinhaltet – eine Mischung aus Zucker, Glukose-Fruktose-Sirup, Honig, Traubenzucker und Gerstenmalzextrakt. Von den Müsliriegeln weiß ich schon, dass diese stark gesüßt sein können. Auch die Frühstückszerealien, die ein ganzes Regal ausfüllen, sind wahre Zuckerbomben. Bunte Kartons mit lachenden Hasen, Bären, Fröschen und Bienen versprechen glücklich frühstückende Kinder. Doch die bittere Wahrheit ist: Eine einzige Portion dieser Scheinlebensmittel enthält zwischen 9 und 11 g Zucker, das sind fast drei Stück Würfelzucker.

Weiter geht meine Odyssee. Im Brotregal finde ich Roggenbrot mit Malzsirup als Inhaltsstoff und Zucker im Bio-Dinkeltoast. Bei Instantkakao steht sogar Zucker als erste Zutat. Die genauen Inhaltsstoffe kann ich selbst beim genauen Hinschauen nicht lesen, nur Kalzium und Magnesium werden in großer Schrift hervorgehoben. Ich nehme meine Lupe zu Hilfe. Im Becher Instantkakao sind 25,2 g Zucker enthalten. Kakao, den unsere Kinder gerne trinken, und von dem viele Eltern glauben, dass sie ihren Sprösslingen damit etwas Gutes tun, ist eine zuckerreiche Brühe mit umgerechnet acht Stück Würfelzucker.

In der Zwischenzeit bin ich sehr nachdenklich geworden. Was tun wir uns und unseren Kindern mit dieser ganzen Zuckerflut an? Ich habe jetzt genug davon, Zucker-Detektivin zu spielen, die Freude ist mir gründlich vergangen. Die Tiefkühlkost schaue ich mir gar nicht mehr an, die langen Regale der Süßwaren sowieso nicht. Von denen wissen wir wenigstens, dass sie aus Zucker gemacht sind.

Ich hole mir eine Packung Milch, ein Stück Parmesan, ein paar Äpfel und Bananen und gehe zur Kassa. Vor mir legt ein älterer Herr gerade seinen Einkauf auf das Band: zwei Gläser Roter Rübensaft, Wurst, dunkles Schnittbrot und einen Schokokuchen. Ob er sich bewusst ist, wie viel Zucker er mit nach Hause nimmt?

Süßungsmittel aus dem Labor

Nach meinem Zuckerschock im Supermarkt möchte ich mich mit den Süßstoffen auseinandersetzen. Wenn wir auf Zucker verzichten, können wir ja zu Süßstoffen greifen, denken wir. Diese Idee hat auch die Lebensmittelindustrie aufgegriffen und einen neuen Markt mit Milliardenumsätzen erschaffen: den Markt der Lightprodukte ohne Zucker – Süße ohne Kalorien, Karies und Reue.

Nehmen wir doch diese künstliche Süße etwas genauer unter die Lupe: Was verstehen wir überhaupt unter Süßungsmitteln? Nun, es sind eigentlich Lebensmittelzusatzstoffe, die Lebensmitteln einen süßen Geschmack geben oder als Tafelsüße verwendet werden. Hier wird unterschieden zwischen Zuckeraustauschstoffen und Süßstoffen.

Zuckeraustauschstoffe sind Kohlenhydrate, die vom Stoffwechsel insulinunabhängig verwertet werden. Das heißt, dass kein Insulin benötigt wird, um diese zu verarbeiten. Somit wird die Bauchspeicheldrüse – Produktionsstätte von Insulin – nicht belastet. Sie sind kalorienfrei oder kalorienarm und verursachen keine Karies. Die Süßkraft von Zuckeraustauschstoffen liegt zwischen 40 bis 70 Prozent der Süßkraft von Haushaltszucker. Chemisch gesehen sind es Zuckeralkohole, die aus Früchten und Gemüsen oder in der Lebensmitteltechnik aus Glukose mithilfe von Enzymen hergestellt werden. Wer Sorbit, Mannit, Isomalt oder Xylit als Inhaltsstoff auf der Packung eines zuckerfreien Produktes angeführt sieht, hat es also mit Zuckeraustauschstoffen zu tun.

Sorbit oder auch Sorbitol mit der Nummer E 420 wurde ursprünglich aus Vogelbeeren – den Früchten der Eberesche – gewonnen. Sorbit kommt außerdem natürlich in anderen Früchten wie Birnen, Äpfeln, Marillen und Pfirsichen vor. Die industrielle Herstellung jedoch erfolgt heutzutage aus Mais- oder Weizenstärke. Sorbit wird neben seiner Funktion als Süßungsmittel als Feuchthaltemittel und Trägerstoff in industriell hergestellten Lebensmitteln verwendet. Zuckerfreie Kaugummis oder Lutschbonbons enthalten oft Sorbit. Aber auch in Senf und Fertigsaucen kann dieser Stoff drinnen sein.

Mannit oder Mannitol mit der Nummer E 421 wird in Braunalgen und Pilzen angereichert. In der Lebensmittelindustrie wird Mannit mithilfe von Enzymen aus Fruktose hergestellt. Da die Produktion jedoch verhältnismäßig teuer ist, wird Mannit nur begrenzt als Zuckeraustauschstoff verwendet.

Isomalt mit der Nummer E 953 ist ein Gemisch aus zwei Zuckeralkoholen. Dieser Zuckeraustauschstoff wird lebensmitteltechnisch mittels einer chemischen Reaktion aus Saccharose hergestellt und ist in Senf, Saucen und zuckerfreien Süßwaren zu finden.

Erythrit oder Erythritol mit der Nummer E 968 ist ein weiterer Zuckeralkohol, der in natürlicher Form in verschiedenen Nahrungsmitteln wie Käse, Champignons, Wassermelonen, Birnen und Pfirsichen enthalten ist. Für die Verwendung in der Lebensmittelindustrie wird dieser Zuckeralkohol enzymatisch aus Weizen- oder Maisstärke gewonnen. Erythrit schmeckt, riecht und sieht fast so aus wie Haushaltszucker, hat jedoch eine um 30 Prozent geringere Süßkraft. Erythrit ist Kaugummis, Keksen oder Milchprodukten beigesetzt, und findet außerdem Verwendung im Haushalt, wo er den normalen Haushaltszucker – auch zum Kuchenbacken – ersetzen kann. Ein Experiment, worüber im vierten Kapitel zu lesen sein wird.

Xylit oder Xylitol mit der E-Nummer 967 ist ebenfalls ein Zuckeralkohol, der als natürlicher Bestandteil in einigen Gemüsen und Früchten vorkommt. Außerdem befindet sich Xylitol in der Rinde von Birken und Buchen. Der daraus erzeugte Zuckeraustauschstoff wird Birkenzucker genannt, über den ich im nächsten Kapitel noch genauer schreiben werde.

Zuckeraustauschstoffe sind also gut für die Bauchspeicheldrüse, die Zähne und für schmale Hüften. Nicht jedoch so gut für unser Verdauungssystem. Denn Zuckeraustauschstoffe werden vom Dünndarm nicht vollständig aufgenommen und gelangen teilweise unverändert in den Dickdarm. Das kann zu Blähungen und Durchfall führen – nicht unbedingt angenehm für unseren Köper.

Werfen wir nun einen genaueren Blick auf *Süßstoffe*: Es sind synthetisch hergestellte oder natürliche Verbindungen mit einem intensiv süßen Geschmack, die Süßkraft ist weit höher als die des Haushaltszuckers. Süßstoffe haben gar keinen oder einen vernachlässigbar geringen Nährwert und werden vom Körper weitgehend unverändert ausgeschieden. Die bekanntesten Süßstoffe sind Acesulfam, Aspartam, Cyclamat, Saccharin und Taumatin. Süßstoffe schonen, genauso wie Zuckeraustauschstoffe, die Zähne und werden auch oft mit diesen gemischt, um den richtigen Zuckergeschmack zu erzielen. Eigentlich perfekt als Zuckerersatz. Bestünde da nicht der Verdacht, dass Süßstoffe Krebs erregen können. Süßstoffen wird außerdem nachgesagt, dass sie den Hunger auf Süßes steigern, und sie werden in der Schweinemast eingesetzt. Künstliche Süßstoffe können das Geschmacksempfinden bei Kindern verändern. Ihnen zahnfreundliche Kaubonbons mit Süßstoffen zu geben, ist also nicht unbedingt klug. Vorsichtshalber hat die WHO Höchstwerte für die tägliche Zufuhr von Süßstoffen festgelegt, die nicht überschritten werden sollten.

Klingt nicht sehr vertrauenswürdig und relativ bedenklich, was ich über Süßstoffe herausfinde. Ich habe seit jeher ein eher skeptisches Verhältnis zu ihnen und diese deshalb nie wirklich benutzt. Auch als ich meinen Kaffee noch gesüßt trank, habe ich lieber Zucker verwendet als diese kleinen Tabletten. Der Light-Welle mit ihren fett- und zuckerreduzierten Produkten möchte ich nach wie vor keine Chance geben. Doch was sind die Alternativen?
Viele von uns sind in einem Dilemma: Trinken wir die Limonade mit Zucker oder mit Süßstoff? Wollen wir ein Übel gegen ein anderes austauschen oder gibt es noch Möglichkeiten, von denen wir nichts wissen?

Zucker aus der Birke

Bei meiner Recherche über Alternativen zu Zucker mache ich mich weiter schlau über den sogenannten »Birkenzucker«, der – wie im letzten Kapitel schon erwähnt – aus Xylit besteht. Birkenzucker hat seinen Ursprung in Finnland und wird im skandinavischen Raum seit Langem als Zuckeralternative, zum Backen und zur Zubereitung von Marmeladen und Desserts verwendet.

Im Bioladen springt mir eine Packung davon ins Auge. Birkenzucker sieht aus wie Haushaltszucker, ist aber keiner. Er wird nicht aus Rohr- oder Rübenzucker gewonnen, sondern ist chemisch gesehen ein Zuckeraustauschstoff. Ich bin neugierig und lege, obwohl der Preis heftig ist, eine Packung in den Einkaufskorb. Diese Packung Birkenzucker kostet das Zwanzigfache von normalem Zucker! Ich schlucke, das wird ein teurer Kuchen, den ich davon backen werde. Noch darf ich ja nicht kosten, in meiner momentanen zuckerfreien Phase. Doch ich werde nach den 100 Tagen mit diesem Zuckerersatz experimentieren. In der Zwischenzeit interessiert mich, was Birkenzucker eigentlich genau ist.

Wie schon im vorigen Kapitel geschrieben, ist dieser Zuckeraustauschstoff natürlicher Bestandteil von einigen Gemüsen und Früchten, und befindet sich auch in der Rinde von Birken und Buchen. Xylit wird außerdem aus Resten von Maiskolben nach Abernten der Körner hergestellt. Dabei kann durchaus gentechnisch veränderter Mais verwendet werden. Der wäre vielleicht etwas billiger, aber ich würde ihn bestimmt nicht verwenden. Die Packung, die ich im Bioladen erstanden habe, ist aus europäischen Baumrinden ohne Gentechnik hergestellt. Was ist an Birkenzucker so besonders und berechtigt den hohen Preis, frage ich mich?

Ein großer Vorteil von Birkenzucker ist, dass er Zucker nicht nur im Aussehen sehr ähnelt, sondern auch die gleiche Süßkraft hat. Sie ersparen sich also lästiges Umrechnen, wenn Sie ihn als Zuckerersatz verwenden möchten. Statt eines Löffelchens Zucker aus der Dose nehmen Sie einfach ein Löffelchen Birkenzucker. Der Geschmack soll auch so wie der von Zucker sein, doch das kann ich momentan nicht überprüfen.

Birkenzucker enthält weder Glukose noch Fruktose. Da der Abbau insulinunabhängig verläuft, ist er deshalb für Diabetiker gut geeignet. Bei der Verwendung wird der Blutzuckerspiegel stabilisiert und Heißhungerattacken vorgebeugt.

Ich lese weiter auf der Packung: »Enthält 40 Prozent weniger Kalorien als Zucker.« Das ist eine gute Nachricht für diätbewusste Menschen. Essen Sie ein Stück Kuchen, der mit Birkenzucker gebacken wurde, nehmen Sie wesentlich weniger an Energie auf. Aber was ist, denke ich, wenn Sie gleich auf das ganze Stück Kuchen verzichten? Dann haben Sie nicht nur die Hälfte der Kalorien aus Zucker eingespart, sondern auch die Kalorien aus Butter, den Eiern, dem Mehl, und was sonst noch alles im Kuchen ist. Das diätgeschädigte Hirn denkt aber anders: »Ich spare so viele Kalorien ein, wenn ich alles mit diesem Ersatzzucker süße, da kann ich ruhig mehr davon essen.« Und aus den zwei oder drei Keksen, die wir normalerweise gegessen hätten, werden dann sechs Stück, oder noch mehr. Diese Gedanken können uns in die Irre führen und uns dazu bewegen, mehr zu essen. Deshalb boomt auch der Markt mit den kalorienarmen oder kalorienfreien Alternativen für Zucker. Wir wollen unser Stück Kuchen, und wir wollen es auch essen.

Birkenzucker hält die Zähne gesund, steht da noch in großen Lettern auf der Verpackung. Das klingt ziemlich gut. Diese Zuckerart ist nicht kariogen, schadet also nicht den Zähnen. Im Gegenteil: Der Genuss von Xylit soll Karies bekämpfen und Zahnfleischentzündungen vorbeugen. Die im Mund befindlichen Bakterien können Xylit nicht abbauen, es entstehen keine Säuren aus den Abbauprodukten.

Dadurch stärkt Xylit den Zahnschmelz und fördert die Remineralisierung. Deshalb verwendet man Xylit auch in Zahnpasta und Kaugummi.

Der einzige Nachteil, so finde ich heraus, ist, dass bei einer Einnahme von mehr als 0,5 g Xylit pro Kilogramm Körpergewicht eine abführende Wirkung eintreten kann. Der Organismus kann sich jedoch nach einer Zeit daran gewöhnen, und der mögliche Durchfall dann verschwinden. Studien zeigen, dass in solchen Fällen eine Einnahme von 200 g Xylit ohne Probleme vertragen wird. Somit wäre auch dieses Problem gelöst, das bei anderen Zuckeraustauschstoffen wie Sorbit besteht. Denn Sorbit in größeren Mengen wirkt immer abführend.

Im Bioladen fällt mir noch ein anderes Produkt auf, das aussieht wie Zucker. Es heißt Sukrin und wird – glaubt man den Angaben am Etikett – als einzige natürliche Zuckeralternative mit null Kalorien bezeichnet. Sukrin besteht aus Erythritol, von dem ich im vorigen Kapitel schon geschrieben habe, und wird in einem Fermentationsprozess aus Glukose hergestellt. Genauso wie Birkenzucker ist es zahnfreundlich, erhöht nicht den Blutzuckerspiegel und hat dazu auch noch überhaupt keine Kalorien. Es soll wie normaler Zucker schmecken und 75 Prozent der Süßkraft von Haushaltszucker haben. Außerdem soll es keine Verdauungsbeschwerden bereiten und die Fähigkeit haben, freie Radikale im Körper zu binden und somit als Antioxidans wirken. Eine lange Liste von positiven Eigenschaften. Eines aber hat Sukrin mit Birkenzucker noch gemeinsam: Es ist unglaublich teuer. Trotzdem nehme ich eine Packung Sukrin und eine Packung Birkenzucker mit nach Hause. Wenn meine zuckerfreie Zeit vorbei ist, werde ich daraus Kuchen backen und verkosten. Ich bin gespannt, wie es schmeckt.

Stevia, das neue Wunder
Vor einigen Jahren tauchte es bei uns auf: das Wunder Stevia – der neue Süßstoff, gewonnen aus einer südamerikanischen Pflanze mit dem exotischen Namen »stevia rebaudiana«. Das Problem war jedoch, dass diese neue Süße in Europa nicht zugelassen war, und deshalb als »Badezusatz« oder »für kosmetische Zwecke« verkauft wurde. Auch ich wurde damals neugierig und machte mich auf die Suche nach diesem neuen, zahnfreundlichen Wundermittel ohne Kalorien. Im Bioladen wurde ich fündig und kaufte eine Flasche Stevia in flüssiger Form, sowie ein Gläschen mit weißem Steviapulver. Heute, fast zehn Jahre später, habe ich noch immer etwas davon im Küchenschrank stehen. Seitdem kurz nach meinem Einkauf meine Schwester Paula ihren Stevia-Vorrat mit dem Kommentar: »Das schmeckt mir nicht« vorbeibrachte, habe ich so viel von diesem Süßungsmittel, dass es noch einige Jahre reichen wird. Ich verwende Stevia für das Süßen von Joghurt oder gebe eine kleine Prise in meinen Chai-Tee. Sie brauchen wirklich nur ein paar Brösel, und schon ist alles süß. Verwenden Sie zu viel davon, erfahren Sie den Nachteil der Stevia-Süße: Sie erzeugt einen lang anhaltenden, bitteren Nachgeschmack. Diese lakritzartige Note ist nicht jedermanns Sache und so wird auch schon fleißig in den Labors der Lebensmittelindustrie gearbeitet und getestet, um diesen bitteren Nachgeschmack so gering wie möglich zu halten.

Was ist eigentlich dran an diesem Stevia-Wunder? Heute muss der neue Süßstoff nicht mehr versteckt als »Badezusatz« verkauft werden. Seit dem Jahr 2011 ist Stevia in der EU als Süßstoff mit der Nummer E 960 zugelassen. Stevia wurde als sicher eingestuft, ist kalorienfrei und lässt den Blutzuckerspiegel nicht steigen. Ja, es wirkt anscheinend sogar blutdrucksenkend. Haben wir damit die Lösung unserer Zuckerproblematik gefunden?

Nicht wirklich – denn mit der unschuldigen Stevia-Pflanze aus dem Urwald, die von der indigenen Bevölkerung schon seit jeher verwendet wird, haben die Steviaprodukte, die es bei uns zu kaufen gibt, nichts mehr zu tun. Die Steviapflanze als solche ist als Lebensmittel in der Europäischen Union nicht zugelassen. Was wir als E 960 zu kaufen bekommen, hat nicht mehr viel mit dem ursprünglichen Süßkraut gemeinsam. In einem aufwendigen industriellen Verfahren werden aus der Pflanze die Steviaglykoside – der süßhaltige Anteil – isoliert und häufig mit Konservierungsmitteln, Stabilisatoren und Trennmitteln versetzt. Fertig sind das weiße Pulver und die klaren flüssigen Tropfen mit einer Süßkraft, die bis zu 300-mal größer ist als Haushaltszucker. Stevia ist also nichts mehr als ein weiterer Süßstoff, interessant für neue Kreationen der Lebensmittelindustrie. Von einem reinen Naturprodukt kann man nicht mehr sprechen.

Da künstliche Süßstoffe in letzter Zeit an Attraktivität eingebüßt haben, wurde mit Stevia ein neuer Markt erschlossen. In der Zwischenzeit findet man im Handel viele Produkte, die mit Stevia gesüßt sind: Joghurt, Softdrinks, trinkfertiger Kaffee aus der Kühlabteilung, Schokolade und Marmelade. Neben dem Pulver und der Flüssigkeit gibt es die Süße außerdem als Streusüße und als kleine Tabs, zum Süßen für Tee und Kaffee. Sie sollten jedoch genau auf die Inhaltsstoffe achten und können dadurch Qualitätsunterschiede in den verschiedenen Steviaerzeugnissen entdecken. Billige Produkte werden oft mit synthetischen Süßstoffen gestreckt. Auch wird als Füllstoff Laktose, Fruktose, Maltodextrin und Sorbit verwendet. Alles aus dem Labor – Natürlichkeit sieht anders aus.

Was aber ist mit der ursprünglichen Pflanze? Diese können Sie als Zierpflanze in Gärtnereien kaufen und damit Ihr eigenes natürliches Süßungsmittel herstellen. Genauso wurde das »Honigkraut« auch ursprünglich verwendet. Die Blätter werden getrocknet und fein zermahlen. Oder Sie kochen die frischen Blätter im Wasser, seihen dieses ab, füllen das süße Wasser in Flaschen und lagern es im Kühlschrank, wo es bis zu sechs Monate lang haltbar ist. Nach meinen 100 zuckerfreien Tagen werde ich mir eine Pflanze besorgen und damit etwas experimentieren. Kürzlich habe ich auch getrocknete Steviablätter im Regal eines Bioladens entdeckt. Da die ganze Pflanze nicht als Süßungsmittel verkauft werden darf, stand auf der Packung: »geschmackgebende Zutat zu Teemischungen«, das fand ich ziemlich witzig. Die Blätter stehen in meinem Küchenregal und warten darauf, ausprobiert zu werden.

Jeder kann natürlich für sich entscheiden, welchem Süßungsmittel er den Vorzug gibt. Ich halte mich an den Grundsatz: je natürlicher, desto besser. So wäre die Verwendung der Steviablätter – frisch oder getrocknet – die optimale Alternative zu allen lebensmitteltechnisch aufbereiteten Produkten. Ein qualitativ hochwertiges Steviapulver zu verwenden, ist trotzdem weit besser als auf die künstlichen Süßstoffe wie Aspartam und Acesulfam zurückzugreifen. Es gibt noch keine Studien über die Auswirkungen eines hohen Steviakonsums, deshalb sollten wir nicht vorschnell urteilen, ob es tatsächlich so förderlich für unsere Gesundheit ist und als Wunderpflanze angesehen werden kann. Jeder kann persönlich abwägen, wie er mit den diversen Süßstoffen umgeht, und wie viel er davon verwendet. Wir können immer wählen, wie viel Natur wir in unserer Ernährung zulassen. Doch natürliche Süße ist auch nicht die alleinige Lösung, wie wir im nächsten Kapitel sehen. Es geht immer um die Menge, und warum wir uns letztendlich so viel Süßes einverleiben wollen.

Ahornsirup, Honig & Co – Süße aus der Natur

Ich mache mich weiter schlau: Welche Süße aus der Natur gibt es noch, auf die wir zurückgreifen können, wenn wir eine Alternative zu Zucker suchen?

Allen voran steht der köstliche *Honig*. Ein reines Naturprodukt, das gerne aufs Butterbrot geschmiert wird oder den Kräutertee aufpeppt. Honig wird von fleißigen Bienen aus dem Nektar der Blüten gesammelt, mit körpereigenen Stoffen angereichert und in den Waben des Bienenvolkes gespeichert, wo er reift. Honig schmeckt nicht nur herrlich, er gilt auch als Heilmittel bei Leiden wie Halsentzündung und Einschlafstörungen. Schon Hippokrates empfahl Honig, denn er hat eine kräftigende Wirkung, reguliert unser Verdauungssystem und hemmt nachweislich das Wachstum von Bakterien. Honig enthält außerdem gesundheitsfördernde Enzyme, Vitamine und Mineralstoffe. Doch wir dürfen uns trotz der vielen Vorteile von Honig nicht täuschen lassen: Honig ist eine Mischung aus Zucker und Wasser, wobei der Zuckeranteil rund 80 Prozent ausmacht. Außerdem enthält er viel Fruktose. Durch den Genuss von Honig kann es bei Pollenallergikern zu einer Überempfindlichkeitsreaktion kommen, da Pollen Bestandteile der meisten Honigarten sind. Kleinkindern bis zu einem Jahr darf kein Honig gegeben werden. Die möglicherweise darin enthaltenen Sporen eines Bakteriums können zu einer lebensgefährlichen Vergiftung führen.

Auch der *Ahornsirup* aus den Wäldern Kanadas ist sehr beliebt. Die Ahornbäume werden angeritzt, der herausfließende Saft aufgefangen und eingekocht. Ahornsirup ist flüssiger als Honig und hat, abhängig vom Grad, einen karamell- bis malzartigen Geschmack. Je heller der Sirup, desto milder schmeckt er, dunkler Ahornsirup kann einen fast herben Geschmack aufweisen. In diesem süßen Saft sind die

Mineralstoffe Kalium, Kalzium, Magnesium und Eisen, aber auch 60 Prozent Zucker enthalten. Für Babys gilt das Gleiche wie bei Honig: kein Schlecken von Ahornsirup, auch in ihm kann das Bakterium enthalten sein.

Ferner wird *Apfel-* bzw. *Birnendicksaft* gerne als natürliche Alternative zu unserem Haushaltszucker verwendet. Er entsteht aus gepressten und eingedampften Äpfeln und enthält wertvolle Mineralstoffe, Vitamine und sekundäre Pflanzenstoffe. Diese Dicksäfte haben einen sehr hohen Fruchtgeschmack, deshalb wird sparsamer damit umgegangen. Dafür kann auch die Süße wegen des typischen Geschmacks nicht überall eingesetzt werden.

Viele von uns kennen den ursprünglich aus Tschechien stammenden *Powidl*. Auch er wird aus der reinen Frucht hergestellt. Aus der Zwetschke entsteht durch langes Einkochen ein Mus, das in der böhmischen und österreichischen Küche als Füllung für diverse Süßspeisen verwendet wird.

Eine weitere Frucht, die durch Einkochen verarbeitet wird, ist die Dattel. Der daraus entstandene *Dattelsirup* ist ein traditionsreiches Süßungsmittel des Orients und hat einen natürlich aromatischen Geschmack. Sehr vitamin- und mineralstoffreich, erfreut sich dieser Sirup großer Beliebtheit und wird in der orientalischen Küche gerne für die Herstellung von Süßspeisen verwendet.

Exotisch ist der *Agavendicksaft*, auch Agavensirup genannt, der durch Erhitzen und Einkochen der Agave – einer Kakteenart – hergestellt wird. Er ist süßer als Honig, aber auch dünnflüssiger. Agavendicksaft hat einen hohen Anteil an Fruktose und ist deshalb in der letzten Zeit in Verruf gekommen, noch schlechter als Zucker zu sein. Denn die Fruktose wird – wie in früheren Kapiteln erklärt – durch die Leber abgebaut und kann, in großen Mengen genossen, zur Verfettung führen und außerdem den Appetit anregen. Deshalb ist es nicht sinnvoll, Zucker gegen Agavendicksaft auszutauschen.

Reissirup ist eine weitere Alternative zu Haushaltszucker, und wird bevorzugt in der asiatischen Küche verwendet. Der Reis wird gemahlen und gekocht, durch die anschließende Fermentierung wird die Reisstärke in Zuckermoleküle aufgespalten. Reissirup hat einen milden Geschmack und eine feine Karamellnote. Das Besondere an diesem Sirup ist, dass er einen hohen Anteil an langkettigen Zuckerarten und einen niedrigen Gehalt an Fruktose hat. Dadurch erfolgt der Abbau langsamer und die Zuckeraufnahme ins Blut wird verzögert.

Ein weiterer Exot ist *Kokoszucker* oder Kokosblütenzucker, der aus dem Nektar der Kokospalme hergestellt wird. Dieser Nektar tritt aus der Blütenknospe der Kokospalme, wenn sie angeschnitten wird. Er wird eingefangen und so lange eingedampft, bis Kokoszuckerkristalle entstehen. Kokoszucker hat einen hohen Gehalt an Mineralstoffen und Antioxidantien und ist sehr wertvoll, was sich auch im Preis auswirkt.

All das ist Süße aus der Natur, nicht aus dem Chemielabor, von der ich bei Weitem nicht alle aufgezählt habe. Doch wir dürfen uns nicht täuschen lassen. Auch die natürlichen Süßungsmittel bestehen aus extrem viel Zucker. Je nach Süßungsmittel sind Glukose, Fruktose und Saccharose in den unterschiedlichsten Anteilen enthalten. Es sind Zuckerformen, die viel Energie liefern, den Blutzuckerspiegel ansteigen lassen und Karies verursachen. Einfach den Haushaltszucker mit natürlichen Süßungsmitteln zu ersetzen, ist zwar ein Anfang, aber nicht die letztendliche Lösung. Ein Schritt in die richtige Richtung wäre, diese süßen Gaben der Natur bewusst für den Geschmack einzusetzen. So wie ein süßes Gewürz. Mit Bedacht und Achtsamkeit ausgewählt, bekommen wir dadurch einen ganz anderen Zugang zum Süßen.

Zuckerfrei im Alltag

Wie sieht also für mich konkret ein Tag aus, wo zugesetzter Zucker keinen Platz mehr hat?

Eigentlich ist es sehr einfach, und ich muss nicht hungern – im Gegenteil, es gibt viele leckere Speisen, die ich essen kann. Ich stelle fest, dass eine natürliche Ernährung sowieso frei von zugesetztem Zucker ist. Ich fühle mich am wohlsten, wenn ich etwas Obst und viel Gemüse esse, außerdem reichlich Getreide, Hülsenfrüchte, Nüsse, Eier und Milchprodukte. Ich ernähre mich zwar vegetarisch, doch ab und zu, vielleicht zwei Mal pro Jahr, habe ich große Lust auf Fisch. Und dann gönne ich mir auch welchen.

Am liebsten frühstücke ich warm und habe mir mein eigenes köstliches Hirsefrühstück kreiert. Darin enthalten sind neben in Soja- oder Reismilch gedünsteter Hirse auch Sonnenblumenkerne sowie Rosinen und Zimt. Das Ganze runde ich mit einem Teelöffel Kokosöl ab. Hin und wieder esse ich auch Vollkornbrot mit etwas Butter und einem weichen Ei. Wobei ich gestehen muss, dass ich dann die Marmelade vermisse, die ich sonst aufs Brot streiche. Außerdem kann es sein, dass dem Brot Zucker zugesetzt ist. Deshalb backe ich mein Brot sehr gerne selbst.

Das Frühstück gibt mir Energie und hält mich satt bis zum Mittagessen. Meldet sich am Vormittag der kleine Hunger und ich brauche einen Snack, dann esse ich ein Stück Obst, meist einen Apfel oder eine kleine Banane.

Wenn ich mittags zu Hause bin, gibt es reichlich gedünstetes Gemüse mit Linsen und Reis. Oder ich koche Hirse oder Buchweizen und esse dazu gebratenen Tofu und Salat. Aber auch Nudeln mit Tomatensauce und Parmesan oder ein Omelett mit Gemüse bereite ich mir hin und wieder zu. Habe ich wenig Zeit zur Verfügung, koche ich am Sonntagabend einen riesigen Gemüse-Linsen-Eintopf, friere ein paar Portionen ein und esse den Rest im Laufe der nächsten Tage. Ich halte es so einfach wie möglich, verwende keine Fertigprodukte und habe dadurch auch nicht den Stress, ständig nach verstecktem Zucker Ausschau halten zu müssen. Zum Kaffee gibt es dann ein paar Nüsse mit ein bis zwei Datteln als besonderen Genuss. Ist mir die Zeit bis zum Abendessen zu lang, reicht ein kleiner Snack – zum Beispiel Humus mit Apfelschnitzen, um mich durch den Nachmittag zu bringen.

Das Abendessen ist ähnlich wie das Mittagessen gestaltet, nur eine kleinere Portion. Oder ich esse kalt, etwa ein Käsebrot mit Tomaten, Joghurt mit etwas Müsli oder Salat mit viel Schafkäse und Oliven. Jetzt, wo die kalte Jahreszeit kommt, bevorzuge ich warme Speisen, damit fühle ich mich wohler. Salat kommt vermehrt wieder nächsten Sommer auf den Speiseplan.

Wenn ich tagsüber unterwegs bin, packe ich mir mein Mittagessen in eine Warmhaltebox. Oder ich begnüge mich mit einem Sandwich und etwas Obst und nehme mir dann ausreichend Zeit für eine warme Mahlzeit am Abend. Schwierig wird es, wenn ich aus irgendeinem Grund nichts zu essen dabei habe. Dann muss ich im Supermarkt nach Essbarem suchen und tappe von einer Falle in die andere: In den abgepackten Trockenfrüchten mit Nüssen ist meist Zucker zugesetzt. Auch bei Crackern, die eigentlich prima als Snack dienen könnten, ist oft Zucker dabei. Gekaufte Sandwiches als Notlösung sind auch nicht möglich: zugesetzter Zucker im Brot sowie im Käse und in der Mayonnaise.

Für solche Fälle ist es von Vorteil, dass ich meistens gut organisiert bin und diese Situationen bis jetzt selten vorgekommen sind. Doch ich weiß, es ist nicht der versteckte Zucker, der mir zum Verhängnis werden könnte. Die eigentliche Versuchung bei mir ist der sichtbare Zucker. Schokolade, Kuchen, Kekse. Bis jetzt konnte ich Süßigkeiten gut ausblenden. Wird das weiterhin so gut gehen?

Wenn das Hirn nach Zucker schreit – der Extinktionsausbruch

Eine ganze zuckerfreie Woche habe ich schon hinter mir. Meine Tage sind ausgefüllt mit viel Arbeit und Recherche, für mich persönlich habe ich wenig Zeit. Ich lasse weiterhin einfach alles Süße in meiner Ernährung weg, ohne mir weitere Gedanken zu machen. Doch so einfach ist es nicht, das weiß ich. Denn insgeheim warte ich auf den »Extinktionsausbruch«, der verdrängt im hintersten Gehirnwinkel darauf wartet, sich zu zeigen. Ich weiß aus Erfahrung, dass er kommen wird. Oder bleibt er doch aus?

Ich habe mich schon vor langer Zeit mit dem Begriff des Extinktionsausbruches auseinandergesetzt. Sie bekommen nicht viel über ihn zu lesen, er wird nicht oft in der wissenschaftlichen Literatur erwähnt. Doch er existiert, ohne Zweifel. Der Extinktionsausbruch ist ein Phänomen im Bereich der Gehirnforschung, das vor allem dann auftaucht, wenn wir ein bestimmtes Verhalten verändern wollen. »Extinktion« heißt auf Deutsch so viel wie »Auslöschung« und bedeutet in dem Fall: Auslöschung einer Konditionierung.

Wir glauben, wenn wir etwas verändern wollen, sei es gesünder zu essen oder eben den Zucker wegzulassen, dann wird dieses Verhalten (zu viel und das Falsche essen oder Schokolade naschen) einfach gestoppt und Schritt für Schritt verschwindet unsere Anhaftung daran. Bis irgendwann das alte Verhalten gar nicht mehr präsent ist.

Doch wir funktionieren anders. Hört man von heute auf morgen radikal mit einem Verhalten auf, reagiert das Gehirn und wagt einen letzten Versuch, um uns zu diesem Verhalten zurückzuführen.

Wer von uns hat das nicht schon erlebt: Wir haben eine Diät gestartet, waren begeistert, motiviert, alles lief gut. Doch nach ein paar Tagen oder einer Woche weichen wir ein kleines bisschen von unserem Plan ab. Haben vielleicht nach dem Mittagessen eine Handvoll von den – nach einer Diät unerlaubten – Erdnüssen gegessen oder einen Schokoriegel. Am Nachmittag kommt ein Stück Käsekuchen zum Kaffee dazu und am Abend denken wir: »Heute ist eh schon alles egal« und essen eine riesige Portion Spaghetti carbonara und als Nachtisch noch ein Eis. Danach fühlen wir uns schlecht und schuldig. Wie konnten wir nur so schwach werden!

Dieses Hineinkippen in das alte Verhalten ist ein klassischer Extinktionsausbruch und ist mit dem Belohnungssystem im Gehirn verknüpft. Wie kommt es zu so einem Ausbruch?

Unsere Vorfahren lebten in einer Umgebung, in der Essen rar war, daher wurde auch das Gehirn demensprechend programmiert. Gab es Essen, das energiereich, fett, süß oder reich an Salz war, wurde viel davon gegessen – und dieses Esserlebnis positiv abgespeichert. Diese Programmierung führte dazu, dass die Menschen zu diesem Verhalten immer wieder zurückkehren wollten und sicherte damit unser Überleben. Heute, wo wir Essen im Überfluss haben, ist das nicht mehr nötig, doch wir sind nach wie vor auf unser Überleben getrimmt. Wenn also das Belohnungssystem aktiviert wird, handeln wir wie unsere steinzeitlichen Vorfahren. Wir – oder präziser ausgedrückt – unser Gehirn, will immer wieder zu diesem Verhalten zurückkehren, um die positiven Gefühle der Belohnung zu erfahren. Wenn wir uns jetzt etwas verbieten, entweder bei einer Diät oder wie in meinem Fall den Zucker, läuft der prähistorische Teil unseres Gehirns Amok.

Der Großteil unseres Verhaltens beruht auf Konditionierung. Wenn wir für ein bestimmtes Verhalten belohnt werden, werden wir es fortführen, werden wir bestraft dafür, hören wir damit auf. Durch das Weglassen von Zucker fehlt dem Gehirn die Belohnung des positiven Gefühls, an das es sich gewöhnt hat. Der Extinktionsausbruch ist demnach der letzte Versuch unseres Reptiliengehirns, zu einer Belohnung zu kommen. Er ist die natürliche Folge der Veränderung und somit auch Bestandteil derselben. Wir können den Ausbruch als heftiges Aufbäumen des alten Verhaltens sehen, das nicht ausgelöscht werden will.

Das Schlimmste, das Sie in diesem Fall tun können, ist, dem Impuls nachzugeben und das alte Verhalten auszuleben – wieder hineinzufallen in das alte Muster. In meinem Fall: bei der größten Gier nach Zucker tatsächlich welchen zu essen.

Die Vorahnung bestätigt sich

Obwohl ich all diese Informationen im Hinterkopf gespeichert habe, bin ich nicht darauf vorbereitet, als mein Heißhunger nach Zucker sich meldet. Es ist der Abend des achten Tages ohne Zucker. Ich bin müde und hungrig, und komme nach einem langen Arbeitstag endlich heim. Ich mache mir ein Omelett mit Gemüse und esse ein Stück Brot dazu. Doch etwas fehlt mir. Bin ich noch hungrig? Ich esse Weintrauben, Käse und ein paar kleine Tomaten. Dann noch ein Joghurt mit Müsli. In der Zwischenzeit bin ich satt, sehr sogar. Doch meine Psyche rebelliert. Sie schreit nach süß. SÜSS, SÜSS, SÜSS! Wie ein kleines Kind, das beim Einkaufen keine Schokolade bekommt, sich bei der Kassa auf den Boden schmeißt und aus vollem Halse schreit. Sehr zum Leidwesen der armen Mutter, die die mitleidigen, teils vorwurfsvollen Blicke der Umgebung aushalten muss. Ich bin jetzt dieses Kleinkind, das nach Süßem schreit und die Mutter, die es zu beruhigen versucht, in einer Person. Ein klassischer Extinktionsausbruch. Was tun? Die Bäckerei hat noch für die nächsten zehn Minuten offen. Ich könnte schnell hinunterlaufen und mir ein Kokoskipferl holen oder ein Nusskipferl oder beides. Ich bin hin- und hergerissen zwischen stark bleiben und schwach werden. Wellenartig wogt die Gier nach Zucker durch mich. Doch ich halte stand, atme mich tapfer und mutig durch den heftigen Ausbruch. Der vernünftige Teil in mir siegt, die Zuckergier ebbt wieder ab und lässt mich erschöpft zurück.

Doch eines weiß ich jetzt: Mich nur mit den körperlichen Aspekten des Zuckerkonsums auseinanderzusetzen, war nur ein Teil meines Weges. Bis jetzt habe ich nur an der Oberfläche gekratzt, nun ist es an der Zeit, tiefer zu tauchen. Es geht um mehr, um viel mehr. Es geht um meine Konditionierungen und um die Gefühle, die auftauchen, wenn das Belohnungssystem nicht mehr durch Zucker befriedigt wird. Der Moment ist gekommen, um die Oberfläche zu verlassen.

Die Oberfläche verlassen

Eine weitere Woche vergeht, zuckerfrei und ohne große Erlebnisse. Schon 16 Tage esse ich keinen Zucker.

Der Abend mit dem Extinktionsausbruch gibt mir zwar sehr zu denken, doch ich will mich damit nicht mehr weiter beschäftigen. Ich habe keine Zeit. Ich nehme mir nicht die Zeit. Es gibt viel zu tun, meine Tage sind ausgefüllt mit Arbeit und verschiedenen Projekten. Ein paar Tage pro Woche bin ich als Trainerin an einem Institut für berufliche Rehabilitation tätig, wo ich Workshops über Ernährung halte und Einzelberatungen durchführe. Es macht mir Spaß, es ist aber auch anstrengend. Denn gesunde Ernährung ist nur eines von vielen Themen, mit denen sich die Teilnehmer beschäftigen müssen und viele davon wollen sich gar nicht damit auseinandersetzen. Es ist das Letzte, worauf sie achten, und sie sehen es als Fortschritt, wenn sie das gezuckerte Cola gegen das mit Süßstoff austauschen. Einige Teilnehmer schleppen viel zu viel Gewicht mit sich herum und erklären mir, dass sie gar nicht viel und außerdem ganz gesund essen. Und einige sind unter ihnen, die meine Verbesserungsvorschläge nicht hören wollen und sich langweilen. Ich versuche, allen gerecht zu werden, doch es zehrt an meinen Kräften. Abends komme ich oft ausgelaugt nach Hause und habe gerade noch die Energie, um mir etwas zu essen zu machen. »Diese Menschen wollen nicht hinter die Dinge schauen«, denke ich mir. Doch sie halten mir nur einen Spiegel vor, denn auch ich wehre mich dagegen. »Im Oktober dann«, sage ich mir, »habe ich drei Wochen Urlaub. Dann kann ich mich endlich von der vielen und anstrengenden Arbeit der letzten Monate erholen und werde mich mit der psychologischen Seite der Zuckerabstinenz auseinandersetzen.«

Am Abend des 16. zuckerfreien Tages merke ich, dass sich eine Verkühlung anbahnt. Ich trinke heißen Tee mit Zitrone. Wie gerne hätte ich jetzt ein Löffelchen Honig, um meinen rauen Hals zu beruhigen. Frustriert gehe ich zu Bett. Eine Verkühlung kann ich jetzt gar nicht brauchen, meine Woche ist angefüllt mit Terminen. Am nächsten Nachmittag halte ich einen Workshop. Mein Hals tut weh, es fällt mir schwer zu sprechen. Gut, dass ich eine kleine Gruppe mit lauter netten Teilnehmern habe. Ich halte mich mit dem Sprechen zurück, überlasse ihnen das Wort. Am Abend passe ich noch für zwei Stunden auf meine entzückenden Neffen Timon und Eddi auf, während meine Schwester bei einem Elternabend im Kindergarten ist. Nachdem wir eine Runde mit der Eisenbahn gespielt haben, stecke ich Eddi ins Bett. Erstaunlicherweise schläft er gleich ein, ohne ein großes Theater zu machen. Seinem älteren Bruder lese ich noch aus einem Kinderbuch vor. Aber ich habe jetzt starke Halsschmerzen, kann nur mehr flüstern. Timon macht das nichts aus, er liebt es, wenn man ihm vorliest. Gespannt hört er zu, als ich ihm die Geschichte von einem Monster vorlese, dass sich als fauchende Katze entpuppt. »Noch eine Geschichte«, fleht mich Timon an. Doch ich habe genug. Gut, dass im nächsten Moment meine Schwester Paula heimkommt.

Ich fahre müde nach Hause. »Wie soll ich den nächsten Tag mit meinem schmerzenden Hals nur überstehen?«, denke ich mutlos. In der Nacht wird es schlimmer. Ich huste, ich niese, meine Nase läuft, mein Kopf und mein Hals schmerzen. Ich bin ernsthaft krank. Mein Körper sagt eindeutig: STOPP – Pause.

Am nächsten Morgen sage ich alle Termine für die nächsten Tage ab und lege mich ins Bett. Mein Körper hat mir eine Zwangspause verordnet. Gut, dass meine Ärztin gleich im Nebenhaus ihre Ordination hat. Sie stellt eine starke Verkühlung und einen kleinen Abszess im Hals fest und verordnet mir Bettruhe. Mein Kopf fühlt sich an, als wäre er mit Watte gefüllt. Die nächsten fünf Tage habe ich Zeit, zum Gesundwerden, Ausruhen und Erholen. Doch so angeschlagen ich mich körperlich auch fühle, so sehr genieße ich diese Zwangspause. »Wie traurig«, denke ich. »Ich muss darauf warten, krank zu werden, um mir freie Tage des Nichtstuns zu gönnen. Irgendetwas ist nicht im Gleichgewicht in meinem Leben. Jetzt habe ich Zeit, um nachzudenken, hinter die Dinge zu schauen. Jetzt bin ich angehalten, die Oberfläche meiner zuckerfreien Zeit zu verlassen und tief einzutauchen.«

Geht es tatsächlich nur um das Weglassen von Zucker? Nein! Es geht um weit mehr. Ich mache mich auf, herauszufinden, worum es tatsächlich geht. Jetzt heißt es endgültig für mich: abtauchen!

Teil II
Abtauchen: Die Reise wird zur Innenschau

Es wird holprig

Nach drei Tagen strikter Bettruhe und viel Schlaf geht es mir schon deutlich besser. Mein Kopf ist wieder klar, und damit auch meine Gedanken. Ich bereite mir eine große Tasse Tee zu, hole mein Tagebuch und meinen Füller und mache es mir wieder im Bett bequem. Heute ist Vollmond, ein ganz besonderer noch dazu. Es ist der letzte Vollmond vor der Tag- und Nachtgleiche am 21. September, er wird auch »Erntemond« genannt. Ich liebe die mystische Qualität der Vollmondtage und -nächte. Für mich ist es immer ein guter Zeitpunkt für eine ehrliche Innenschau.

Ich schließe die Augen und lasse meine Gedanken in die Vergangenheit wandern. Viel ist passiert im letzten Jahr. Eine schmerzhafte Trennung hat mich veranlasst, mein Leben zu überdenken und meiner Arbeit Priorität zu geben. Einiges hat sich seither verändert, Projekte und Möglichkeiten haben sich aufgetan und haben mir wertvolle Erfahrungen und neue Erkenntnisse gebracht.

»Eigentlich sind sie ganz gut gelaufen, die letzten zwölf Monate«, denke ich. Ich habe viel erreicht und bin zufrieden mit dem Ergebnis meiner Arbeit. Ich liebe meinen Beruf und die Abwechslung, die er mit sich bringt.

Doch da meldet sich eine zarte Stimme tief in mir drinnen: »Nicht ganz, nicht ganz, nicht ganz zufrieden.« Ich atme tief durch. Ja – etwas fehlt. Was ist es? Es ist das Gleichgewicht. Zu viel Arbeit, sogar am Wochenende, und zu viel Druck. Zu wenig Entspannung, zu wenig Spaß und Freude. Kann es sein, dass ich diese fehlenden Stunden der Muße mit dem einen oder anderen Leckerbissen aus der Bäckerei oder ein paar Pralinen ausgeglichen habe? Nie so viel, dass es mir aufgefallen wäre.

Nie zu viel auf einmal, aber viel zu oft. Aber jetzt, beim ehrlichen Hinschauen auf die vergangenen Monate sehe ich, dass ich Zucker sehr wohl dafür verwendet habe, um ein vermeintliches Gleichgewicht herzustellen, um den Tag zu versüßen, sogar um so manchen Tag zusammenzuhalten. War die Rippe Bitterschokolade doch nicht immer der reinste Genuss? Wollte ich damit etwas anderes erreichen? Ganz klar! Was ich wirklich gebraucht hätte, wäre Zeit für Spaß und Spiel. Nicht immer nur ernsthaftes Arbeiten, sondern auch einmal so richtig austoben.

Und jetzt, ohne Zucker in meinem Leben, was wird da offensichtlich? Was fehlt noch, außer dem Gleichgewicht zwischen Arbeit und Spiel? »Nichts fehlt«, denke ich. Ich habe alles, was ich brauche. Wenn ich mich wieder ins Gleichgewicht bringe, etwas weniger arbeite und mich mehr entspanne, ist alles in Ordnung in meinem Leben. Mein Leben, das ich mir geschaffen habe. Mühevoll manchmal, schön meistens.

Doch da ist sie wieder, diese zarte Stimme, die sich aus meinem Innersten meldet: »Nicht ganz, nicht ganz, nicht ganz zufrieden.«

Ich spüre noch tiefer in mich hinein. Was ist es, was mich

unzufrieden sein lässt? Und endlich erkenne ich klar: Das Leben, das ich habe, ist ein gutes Leben. Doch auch so absehbar. Seit über zehn Jahren wohne ich in derselben Wohnung, in derselben Stadt schon viel länger. Ich habe es mir gut eingerichtet. Habe meine Familie, meine Freunde, meine Lieblingsplätze. Aber ist mein Leben vielleicht dennoch ein bisschen bequem geworden? Ja, das ist es, muss ich mir mit Erschrecken eingestehen. Arbeitsreich, vorhersehbar, geordnet, sicher, bequem. Natürlich habe ich in den letzten Jahren viel erreicht, bin ich innerlich gewachsen, habe mich weiterentwickelt und neue Erfahrungen gemacht. Doch seit einiger Zeit, so merke ich, habe ich eine Schwelle erreicht. Über diese Schwelle zu schreiten, habe ich bis jetzt noch nicht gewagt. Und diese Grenze zwischen dem bequemen und dem unbekannten Leben ist aus Zucker. Wenn ich hinüberblicken wollte, hat ein Schokoriegel die Sicht verstellt. Sobald ich einen Fuß über die Grenze setzen wollte, bin ich über ein Nusskipferl gestolpert, wurde von einer Praline abgelenkt. Es ist viel einfacher, sich durch etwas Süßes ablenken zu lassen als seine Lust auf Zucker zu hinterfragen. Sobald bei mir die süße Ladung von der Hand in den Mund gewandert war, kam ein uraltes, längst für immer deaktiviert geglaubtes Muster zum Tragen: die Flucht aus der Realität. Diesen Fluchtmechanismus kenne ich nur zu gut, ich habe in meinem Buch »*Braucht die Seele Apfelstrudel?*« darüber geschrieben. Dieses Muster hat doch tatsächlich ab und zu wieder seine spitzen Zähne gezeigt, doch ich möchte es nicht mehr aktivieren. Was hält mich davon ab, über den imaginären Zuckerzaun zu steigen? Es ist die Bequemlichkeit des bekannten Lebens, und, dahinter versteckt, die Angst vor dem Unbekannten. »Wer glaubst du zu sein, um so große Träume zu haben?«, flüstert mir die Angst zu. »Hier bist du sicher. Du hast schon viel erreicht, warum gibst du dich nicht damit zufrieden? Wenn du über den Zaun steigst, kann ich nicht mehr für deine Sicherheit garantieren!«

Ich atme tief durch. Ich habe die Entscheidung sowieso schon getroffen. Es ist Zeit für Neues. Zeit, die oft mühsamen, aber bequemen Trampelpfade zu verlassen und mich in die Welt der Träume und Möglichkeiten hinauszuwagen. In den nächsten verbleibenden 81 Tagen ist die Grenze zwischen meinem bekannten und dem unbekannten Leben nicht mit Zuckerwerk bestückt. Ich werde die Zeit gut nutzen. Die Entscheidung, *100 Tage zuckerfrei* zu leben, wirkt sich durchaus positiv auf meinen Körper und mein Wohlbefinden aus. Doch den wichtigsten Grund erkenne ich erst jetzt: Es ist eine Chance, neue Wege zu begehen.

Die zarte Stimme tief in mir drinnen meldet sich ein letztes Mal für heute – liebevoll und doch bestimmt: »Werde gesund! Du brauchst Kraft für deinen Weg.« Ich esse eine Tasse Gemüsesuppe und lege mich zurück ins Bett. Diese Innenschau hat mich angestrengt. Ich bin müde. Aber auch ein kleines bisschen aufgeregt. Wohin wird mich meine Reise führen?

Begegnung mit der Einsamkeit

Nach meiner Entscheidung, bewusst und ehrlich hinter die Dinge zu schauen, nehme ich mir ausreichend Zeit, um mich vollkommen zu regenerieren. Ich nutze die arbeitsfreie Zeit, um in mich hineinzuspüren, zu reflektieren und darüber nachzudenken, welche Bedeutung Zucker, Naschen, Süßigkeiten generell in unser aller Leben haben.

Ich erkenne, dass in meinem Leben Essen nach wie vor eine bedeutende Rolle spielt. Eine größere, als ich manchmal haben möchte. Doch dies ist auch logisch und unvermeidbar, denn immerhin habe ich das komplexe Thema der Ernährung zu meinem Beruf gemacht. Es erfüllt mich auch, meine persönliche Erfahrung im Umgang mit Essen an Menschen weiterzugeben. Doch es gibt noch etwas anderes: Wenn die Arbeit getan ist, wenn gekocht und gegessen wurde und wenn es dann nichts mehr zu tun gibt, was mit Ernährung zusammenhängt, entsteht bei mir eine Leere. Ich spüre sie ganz deutlich. Hier, wo ich im Bett liege und es nichts anderes zu tun gibt, als mich dem Heilungsprozess hinzugeben, tauchen Gefühle der Einsamkeit auf, und der Traurigkeit.

Wer bin ich wirklich, wenn ich meinen Beruf nicht ausübe, wenn ich nicht aktiv bin, im ständigen Handeln und Machen? Was mache ich überhaupt hier? Welchen Sinn hat mein Leben und möchte ich es so belassen, wie es momentan ist? Was möchte ich verändern, weiß aber nicht wie? Womit konkret bin ich unzufrieden? Womit bin ich zufrieden? Weil ich nicht weiß, wie ich meine Träume, die noch brach vor mir liegen, verwirklichen kann, habe ich zum Süßen gegriffen. Ein Nusskipferl als Trostpreis für die unausgelebten Träume. Eine Tafel Schokolade, um diese Leere nicht zu spüren. Diese Leere, die entsteht, wenn ich aus der Hektik des Alltags heraustrete. Dann möchte ich mir die süßen Momente über ein Stück Kuchen oder einen Schokoriegel herholen.

Doch ich denke, ich bin nicht die Einzige, der es so ergeht. Denn warum wird so viel Süßes gegessen? Nicht nur, weil das Angebot in den Supermärkten und Bäckereien immer größer wird. Nicht nur, weil wir ständig Zugriff auf etwas Essbares haben. Natürlich sind das alles Gründe, die mitverantwortlich dafür sind, dass Essen und Zucker bei vielen von uns einen zu hohen Stellenwert bekommen haben. Doch die tiefe Ursache ist eine andere. Es ist die Leere in uns, die wir nicht fühlen wollen. Diese Leere bedingt, dass wir uns ständig beschäftigt halten. Oft wollen wir unser Leben nicht hinterfragen, Träume gar nicht erst aufkommen lassen. Wir können nicht still sein, in die Ruhe gehen, weil wir Angst haben vor dieser Leere. Wir können nicht allein sein, denn Einsamkeit tut weh. Dann lieber in einer unerfüllten Beziehung bleiben. Einer Beziehung mit einem Menschen, zu dem man keine Liebe mehr empfindet. Oder in einer ungesunden Beziehung zum Zucker leben und sich mit Donuts, Eiscreme oder Pralinen die Süße ins Leben holen. Damit wir die Einsamkeit und Unerfülltheit unseres Lebens besser aushalten oder gar nicht erst spüren müssen.

Es gibt einiges zu tun für mich. Manche Dinge möchte ich nicht mehr so belassen wie sie sind. Auch wenn ich gewisse Fakten nicht ändern kann, dann kann ich zumindest meine Einstellung dazu ändern. Denn letztendlich entscheide ich mit meinem Denken über mein Glück oder Unglück.

Heute, in diesem Moment, in der Geborgenheit meines Bettes, heiße ich die Einsamkeit und Traurigkeit willkommen. Heute nehme ich die Leere in mir bewusst wahr. Sie darf gefüllt werden. Mit neuen, schönen Erfahrungen – Erfahrungen, die nichts mit Essen und Süßigkeiten zu tun haben.

Die Sprache des Körpers

Nach ganzen fünf Tagen im Bett bin ich wieder gesund und ausgeruht und nehme tatkräftig mein Leben in die Hand. Mein Ausflug in die Tiefen meines Unterbewusstseins und meine Erkenntnisse haben mich dazu veranlasst, die Verbindung von Zucker und unserer Psyche weiter zu erforschen. Ich frage mich: Gibt es eine Linie, bei der wir sagen können: Bis hierher wirkt sich Zucker auf den Körper aus, und ab diesem Bereich wird dann die Psyche beeinflusst? Bis wann wird der Körper mit Energie versorgt und ab wann versuchen wir, mit zuckerreicher Nahrung unsere aufgewühlten Emotionen zu beruhigen? Kann man Körper und

Seele getrennt betrachten oder hängen die beiden doch irgendwie zusammen? Eine sehr schwierige Frage, die sich nicht mit einem einfachen Satz beantworten lässt. Um hier etwas mehr Klarheit zu erhalten, muss ich »das Pferd von hinten aufzäumen«. Ich schaue mir zuerst einmal ganz genau an, wie unser Körper mit Zucker umgeht, und was auf der körperlichen Ebene mit dem Zucker passiert, den wir zu uns nehmen.

Wenn wir Glukose, also Traubenzucker, in seiner Reinform essen, wird dieser sehr schnell von der Darmwand aufgenommen und ans Blut abgegeben. Wer kennt nicht diese kleinen weißen Quadrate aus gepresstem Traubenzucker, die beim Wandern oft in den Rucksack gepackt werden, um uns bei einer anstrengenden Tour rasch wieder Energie zu geben? Oft haben auch Menschen, die an Diabetes leiden, Traubenzucker eingesteckt. Wenn der Blutzuckerspiegel zu rasch abgesunken ist, brauchen sie diese süße Gabe, um wieder zu Kräften zu kommen. Viel reine Glukose ist auch in Fruchtsäften, Schokolade und Eiscreme – allem also, was süß schmeckt und ohne viel Kauen sofort hinuntergeschluckt wird. Durch die erhöhte Anzahl von Glukosemolekülen im Blut wird die Bauchspeicheldrüse zur Produktion von Insulin angehalten, die die Glukose in die Zellen zur Energiebereitstellung transportiert. Der rasch angestiegene Blutzuckerspiegel sinkt dadurch genauso schnell wieder. All die Süßigkeiten und Mehlspeisen, denen wir oft viel zu sehr zugetan sind, werden auch als »schlechte Kohlenhydrate« bezeichnet. Wir werden damit nie richtig satt. Durch die ständige Insulinausschüttung und das Auf und Ab des Blutzuckerspiegels kommt es rasch wieder zu Hungergefühlen und sogar zu Heißhungerattacken. Dabei wird erneut das Falsche gegessen: etwas Süßes, um den Heißhunger schnell zu stillen. Denn Heißhunger fühlt sich sehr unangenehm an und wir wollen ihn so schnell wie möglich wieder loswerden.

Essen wir jedoch komplexe Kohlenhydrate in Form von frischen, pflanzlichen Lebensmitteln wie Gemüse und nicht zu süßem Obst, Vollkornprodukten und Hülsenfrüchten, dauert die Aufspaltung in die einzelnen Bestandteile länger. Dadurch steigt die Kurve des Blutzuckers weniger rasch an, und sinkt auch wieder langsamer.

Das sind die »guten Kohlenhydrate«. Das empfindliche Blutzucker-Insulin-Gleichgewicht wird geschont und die Bauchspeicheldrüse entlastet.

Um die Wirkung der guten und schlechten Kohlenhydrate auch praktisch zu verstehen, wurde das Konzept des Glykämischen Index (GI) entwickelt. Dieser Glykämische Index erklärt die Wirkung eines kohlenhydrathaltigen Nahrungsmittels auf den Blutzuckerspiegel. Je schneller der Anstieg des Blutzuckers nach Verzehr eines Nahrungsmittels, das 50 g Kohlenhydrate enthält, ist, desto höher ist der Wert. Auf einer Skala von 1 bis 100 hat Traubenzucker den höchsten Wert. Dieser Glykämische Index hat jedoch auch seine Tücken. Denn er verändert sich durch die Zubereitungsweise der Nahrung und dadurch, ob andere Nahrungsmittel die Fett und Eiweiß enthalten, gleichzeitig verzehrt werden.

Heute wird immer mehr die Glykämische Last (GL) herangezogen. Diese geht nicht von 50 Gramm Kohlenhydrate aus, sondern berücksichtigt die tatsächliche Menge an Kohlenhydraten, die man zu sich nimmt. Ein kleines Rechenbeispiel kann dies verdeutlichen:

Der Glykämische Index von Bananen ist 52. Eine Portion von 125 Gramm Banane liefert 25 Gramm verwertbarer Kohlenhydrate und hat eine Glykämische Last von 13 (0,52 x 25 g = 13). Die Banane scheint also bei der Berechnung des Glykämischen Index nicht so gut wegzukommen. Berücksichtigen wir jedoch alle Faktoren durch die Berechnung der Glykämischen Last, hat die Banane mit 13 einen niedrigen Wert, fällt damit also unter »gute Kohlenhydrate«.

Der Glykämische Index oder die Glykämische Last sind gute Hilfsmittel, wenn es darum geht, seinen Blutzucker konstant zu halten.

Trotzdem ist es eine ziemlich komplizierte Herumrechnerei, finde ich. Sie brauchen ständig Listen, auf denen Sie nachschauen können. Es geht auch einfacher: Mit unserem gesunden Menschenverstand können wir ungefähr erahnen, welche Lebensmittel freundlich zu unserem Blutzuckerspiegel sind. Das führt uns wieder zu den »guten Kohlenhydraten«: Sie sind im Grunde genommen in allem zu finden, was uns die Natur liefert. Ich brauche da nur an das Gemüse-Kisterl meiner Schwester Simone denken, das sie sich wöchentlich vor die Wohnungstüre liefern lässt. Dort findet sich je nach Saison frisch Geerntetes wie Kraut, Karotten, Brokkoli, Äpfel oder Erdbeeren. Bunt, reich an antioxidativen Inhaltsstoffen und wohlschmeckend.

Gummibärchen wachsen nicht auf Bäumen, Schoko-Muffins kann man nicht aus der Erde graben – das ist das Gegenteil einer natürlichen Ernährung. Was noch dazukommt: In all diesen süßen, industriell hergestellten Verlockungen, die uns im Supermarkt aus den Regalen zuwinken, ist viel Fruktose enthalten. Dass dieser Einfachzucker eine Sonderstellung in der körperlichen Verarbeitung hat, haben wir schon gelesen. Zu viel Fruktose ist ungesund und macht dick. Dr. Robert Lustig, ein amerikanischer Kinderarzt und Stoffwechselexperte, bezeichnet Fruktose sogar als Gift. Damit ist jedoch nicht die Fruktose – der Fruchtzucker, der natürlich in den Früchten vorkommt – gemeint. Denn er kommt verpackt mit Ballaststoffen, anderen Kohlenhydraten und viel Wasser natürlich vor. Wie wir bereits erfahren haben, ist es ist die Fruktose, die schon in fast allen Produkten der Lebensmittelindustrie beigesetzt ist.

Was bei ständigem Überkonsum von all diesen Zuckern passieren kann, ist Folgendes: Der Stoffwechsel entgleist. Warum das gar nicht gut ist, lesen Sie im nächsten Kapitel.

Wenn der Stoffwechsel entgleist

Wie Insulin unseren Blutzuckerspiegel reguliert, wissen Sie bereits aus dem letzten Kapitel. Wenn sich unser Insulin des vielen Zuckers im Blut angenommen und ihn zu den Zellen transportiert hat, kommt noch ein anderes Hormon ins Spiel, nämlich Glukagon. Dieses Hormon ist der Gegenspieler des Insulins und wird immer dann ausgeschüttet, wenn zu wenig Zucker im Blut ist. Bei einem gesunden Menschen sorgen diese beiden Hormone dafür, dass der Blutzucker ständig zwischen circa 80 und 160 Milligramm Glukose pro 100 Milliliter Blut gehalten wird. Wo nimmt nun unser Glukagon den Zucker her, wenn keiner mehr im Blut ist? Aus den Leberzellen. Denn hier ist Glukose in Form von Glykogen gespeichert. Durch das Signal des Hormons Glukagon werden diese Zuckerketten aus Glukose aufgelöst und ins Blut abgegeben. Gleichzeitig wird in der Leber aus Eiweißbausteinen neuer Zucker gebildet und gespeichert. Außerdem veranlasst Glukagon, dass Fett aus den Fettzellen freigesetzt und in Zucker umgebaut wird. Ein sehr ausgeklügelter Vorgang, der in unserem Körper abläuft und unser Gleichgewicht erhält.

Was aber passiert bei einer Ernährungsweise, bei der ständig zu viel Zucker aufgenommen wird, und wenn wir uns noch dazu viel zu wenig bewegen? Der sensible Zuckerstoffwechsel wird gestört, es beginnt ein ungesunder Kreislauf. Das Übermaß an Glukose kann nicht mehr vollständig in den Muskelzellen zur Energiebereitstellung verbrannt werden. Die Mitochondrien – das sind die Organellen in den Zellen, in denen die Verbrennung stattfindet – überhitzen. Es entstehen freie Radikale, die die Mitochondrien verlassen und in der Zelle Eiweißstoffe schädigen. Damit wird der Stoffwechsel in der Zelle geschädigt und das Organ erkrankt.

Um sich vor diesen Prozessen zu schützen, passiert nun

Folgendes: Die Zelle wird gegenüber Insulin resistent. Dort, wo bei einem gesunden Menschen das Insulin die Zelle wie einen Schlüssel aufschließt, um die Glukose hineinzulassen, funktioniert jetzt das Schloss nicht mehr. Die Zelle bleibt geschlossen, Glukose kann nicht abtransportiert werden und kursiert weiter im Blut.

Jetzt gerät alles aus den Fugen: Der Organismus versucht, die Glukosemoleküle irgendwie in die Zelle zu pressen. Die Bauchspeicheldrüse produziert verstärkt Insulin, also weitere Schlüssel, um die Zelle aufzusperren. Doch es funktioniert nicht mehr richtig, ein Großteil der Glukosezellen bleibt übrig. Was tun? Ab damit in die Fettzellen. Dort können die überschüssigen Glukosezellen wunderbar gespeichert werden, denn die Fettzellen sind ziemlich dehnbar. Sie fressen sich an der hereinkommenden Glukose satt und wachsen. Plötzlich kneift die Hose. Aus heiterem Himmel sind ein paar Kilo mehr auf der Waage. Ojeh! Aber damit nicht genug: Diese aufgeblähten Fettzellen mutieren zu Hormondrüsen und beginnen, krank machende Hormone zu produzieren. Entzündungen entstehen, Zysten oder Thrombosen, je nachdem, welche Hormone jetzt hier produziert werden. Und es geht noch weiter: Die Produktion von Leptin, das Hormon, das für das Sättigungsgefühl verantwortlich ist, gerät außer Kontrolle. Was zur Folge hat, dass es zu einem gesteigerten Hungergefühl kommt. Was tut der Mensch? Er greift zu Süßem. Ein ziemlich teuflischer Kreislauf, der so entstanden ist.

Die natürliche Körperintelligenz, die jedem von uns innewohnt, geht dabei verloren. Es ist, als würde der Körper verlernen, auf natürliche Weise zu essen, einen gesunden Hunger zu entwickeln und bei Sattheit diese auch zu zeigen. Der aus den Fugen geratene Körper verlangt nach Energie, will Essen, obwohl er genug Futter in seinen Fettzellen gespeichert hat. Aber der Zuckerstoffwechsel ist gestört – und wirkt sich auf die gesamte Gesundheit aus. Das ist der Punkt, wo die Auswirkungen der schlechten Essgewohnheiten wie ständiges Naschen, Zwischendurchessen, zu viel essen und mangelnde körperliche Bewegung sichtbar werden. Erhöhter Blutdruck, erhöhte Blutfettwerte wie Triglyzerid und Cholesterin stehen nur am Beginn.

Wird nun nichts am Lebensstil und den Essgewohnheiten verändert, entgleist der Zuckerstoffwechsel völlig. Das Gehirn kann die Botschaft der Hormone nicht mehr lesen. Durch eine Überproduktion von Leptin in den Fettzellen (die eigentlich für das Sättigungsgefühl verantwortlich sind) kommt es zu einer Leptinresistenz. Das Sättigungsgefühl geht völlig verloren. Es kommt zu einem andauernden Gefühl des Appetits, einem Dauerhungergefühl, das zu ständigem Essen verleitet. Die Fettzellen freuen sich. Sie bunkern die Glukose, wachsen, produzieren weiter krank machende Hormone. Der Alterungsprozess wird beschleunigt, das Immunsystem geschwächt. Und auch die Leber wird in Mitleidenschaft gezogen. Durch den entgleisten Zuckerstoffwechsel wird außerdem der Stoffwechsel der Leber gestört. Denn alles hängt mit allem zusammen.

Es kommt zu einer Zunahme des Bauchfetts und des Fettes in der Leber von der Leberverfettung, wie ich schon im vorigen Kapitel beschrieben habe.

Die Leber ist mit dem Gehirn durch die Leber-Hirn-Achse verbunden. Also wird sogar unser wunderbares Gehirn in Mitleidenschaft gezogen. Lernprozesse werden gestört, ebenso Gedächtnisbildung und Aufmerksamkeit. Nervenzellen werden vernichtet. Der Zucker wütet also auch hier – in unserem sensiblen Denkorgan.

Das ist ganz schön heftig, was ich hier alles im Detail herausfinde. Diese Informationen können richtig Angst machen. Wäre ich nicht in meiner zuckerfreien Phase, würde ich Zucker sofort aus meiner Ernährung weglassen. Der Appetit auf Schokolade ist mir für den Moment vergangen.

Und es kommt noch schlimmer – denn im nächsten Kapitel erkunde ich das Suchtverhalten, das sich durch hohen Zuckerkonsum entwickeln kann.

Süchtig nach Zucker

Susanne fährt von einem anstrengenden Arbeitstag mit der Straßenbahn nach Hause. Sie hat sich wieder einmal von ihrer Chefin viel zu viel aufhalsen lassen und ist mit ihrer Arbeit nicht weitergekommen. »Ich brauche jetzt unbedingt etwas Süßes, gesund essen kann ich morgen wieder«, sind ihre Gedanken, während sie im Supermarkt eine Riesentafel Schokolade, eine Packung Kekse und einen großen Becher Vanillepudding in ihren Einkaufswagen lädt. Sie kann es gar nicht erwarten, in ihre Wohnung zu kommen und reißt schon im Stiegenhaus die Packung mit den Keksen auf. Während sie den ersten Keks in den Mund schiebt, fühlt sie sich schon deutlich besser. Sie plumpst auf die Couch und dreht den Fernseher auf. Eine Welle des Wohlgefühls durchflutet sie, als sie sich die ersten Löffel Pudding einverleibt. Susanne entspannt sich, der harte Arbeitstag verschwindet aus ihren Gedanken. Später liest sie im Bett einen spannenden Krimi und isst nebenbei alle Süßigkeiten, bis auf den letzten Krümel auf. Danach fühlt sie sich furchtbar schlecht. Das war schon das zweite Mal in dieser Woche, dass sie ihren Abend so verbracht hat. Doch sie wird es wieder tun. Susanne ist zuckersüchtig.

Eine richtige »Zuckersucht«, gibt es so etwas überhaupt? Oftmals wird Sucht im Zusammenhang mit Zucker nicht besonders ernst genommen, wir bezeichnen uns als »Schokoholic« oder wir sagen »Ich brauche meine tägliche Dosis an Süßem«.

Denn dass Zucker nicht nur ein Genussmittel ist, sondern zur Abhängigkeit und sogar zur Sucht führen kann, davon wollen viele von uns nichts wissen. Nicht jeder ist dafür anfällig. Forscher haben herausgefunden, dass eine gewisse Prädisposition oder Veranlagung zu dieser Form von Sucht vorliegen muss. Doch Zucker kann in der Tat süchtig machen. Denn er gibt unserem Gehirn einen ganz besonderen Kick. Je mehr wir davon in Form von Gummibärchen, Schokolade, Bonbons, Limonaden und Keksen konsumieren, desto größer wird unser Appetit darauf. Wir werden zu einem Fass ohne Boden, möchten immer mehr von diesen süßen, bunten Verlockungen. Warum ist das so?

Um das zu erkunden, müssen wir uns noch einmal genau die Funktion unseres Belohnungssystems ansehen, von dem Sie im Zusammenhang mit dem Extinktionsausbruch schon gehört haben. Wie erwähnt, hat es die Natur so eingerichtet, dass uns das Essen von Nahrung ein lustvolles Gefühl beschert. Neben der Lust zum Essen gehören zu unserem Überlebensmechanismus das Vermeiden von Schmerz und das Ziel, alles mit dem geringsten Kraftaufwand zu tun. Kalorienreiches Essen spricht deshalb so sehr die Sinne an, weil es alle drei Überlebensmechanismen – man spricht auch vom Motivationstrio – beinhaltet: Es stellt den größtmöglichen Nährstoffgehalt mit dem geringsten Aufwand für uns zur Verfügung, und das alles schmerzfrei. Dadurch wurden unsere Vorfahren motiviert, die gehaltvollsten Nahrungsmittel auszuwählen, um zum Überleben unserer Art beizutragen. Doch unser heutiges Nahrungsangebot mit seiner künstlichen Energiedichte kam nicht in den natürlichen Nahrungsmitteln unserer Ahnen vor. Durch unsere modernen, künstlichen, überzuckerten, fett- und salzreichen Lebensmittel wird Essen zu einem unnatürlich großen Vergnügen, und damit zum Verhängnis. Unser natürlicher gesunder Instinkt wird ausgeschaltet, wir wollen ständig mehr davon. Das Belohnungssystem befindet sich im »Nucleus accumbens«, einer Kernstruktur im Vorderhirn. Hier ist das Zentrum, in dem sich unsere Süchte bilden. Im Belohnungszentrum entsteht der Neurotransmitter Dopamin, umgangssprachlich auch Glückshormon genannt. Zuckerreiche Nahrungsmittel aktivieren das Belohnungssystem des Gehirns und sorgen mit der Ausschüttung von Dopamin für sofortiges Wohlgefühl. Wir wollen es behalten, dieses »Sich-gut-Fühlen« und greifen wieder und wieder zu Süßem.

Zusätzlich entsteht beim Genuss von Zucker ein weiteres Hormon: Es ist Serotonin, das auch als »Gute-Laune-Hormon« bezeichnet wird. Serotonin bildet sich aus der Aminosäure Tryptophan und außerdem durch den Einfluss von Sonnenlicht und macht uns leistungsfähig und wach. In den sonnenarmen Wintermonaten können depressive Verstimmungen bei uns zunehmen, ein Zeichen für einen niedrigen Serotoninspiegel. Serotonin und Dopamin machen uns also glücklich und wir fühlen uns wohl.

Durch die ständige Produktion von Dopamin, durch das Essen von Süßem, kommt es zu einer Veränderung der zur Verfügung stehenden Dopaminrezeptoren, also dem Bereich, wo das Dopamin andockt. Diese Rezeptoren werden in ihrer Anzahl nun nach unten reguliert. Die Folge: Es wird mehr und mehr Zucker gebraucht, um den gleichen Effekt des Wohlgefühls und Vergnügens zu erzielen. Was passiert nun, wenn wir aufhören, Schokolade und Kekse zu essen? Wir haben jetzt kein Dopamin zur Verfügung und außerdem eine sehr niedrige Anzahl von Rezeptoren. Dopamin fehlt in unserem System. Schon greifen wir impulsiv zum nächsten Snack, der uns das Wohlgefühl zurückbringt. Da kann unser Wille samt dem guten Vorsatz noch so stark sein. Es ist uns egal, wir haben Entzugserscheinungen, wenn wir die

Droge Zucker nicht bekommen. Wir fühlen uns schlecht, weil wir uns nicht unsere süße Dosis einverleiben können. Wir sind der Macht von Zucker erlegen, denn wir haben mit dem ständigen Übergenuss die Biochemie unseres Gehirns geändert. Jetzt haben wir ein süchtiges Hirn, ein krankes Hirn. Forscher haben herausgefunden, dass die gleichen Bereiche des Gehirns, bei dem die Zuckersucht entsteht, auch für andere Drogen wie Nikotin, Alkohol, Kokain und Cannabis zuständig sind. Es klingt wie in einem schlechten Roman – doch wir können tatsächlich nach Zucker süchtig werden. Und wiederum ist es ist nicht der Zucker im Apfel, in der Banane oder in den Erdbeeren, mit dem wir uns überessen und unsere Sucht befriedigen wollen. Dieser natürliche Zucker kommt im Paket mit einer Reihe von gesund machenden Stoffen zu uns auf den Teller. Es ist der zugesetzte Zucker in unseren modernen Lebensmitteln, im Junkfood, im Eis, in der Schokolade und in den neuesten süßen Kreationen der Lebensmittelindustrie, der uns süchtig macht.

Das ist ein Teufelskreis, der sich nur schwer durchbrechen lässt. Doch es ist möglich! Wir müssen als Allererstes das biochemische Gleichgewicht im Gehirn wieder herstellen.
Wie geht das?
Die beiden Hormone Dopamin und Serotonin und alle anderen Hormone unseres Systems müssen wieder in ausgewogener Menge und auf natürliche Weise produziert werden. Das geht aber nur, wenn wir unseren Zuckerkonsum drastisch reduzieren und zu einer gesunden, natürlichen Ernährungsweise zurückkehren.
Außerdem ist es genauso wichtig, andere Möglichkeiten zu finden, damit wir uns gut fühlen. Unsere eigene emotionale Stabilität ist ausschlaggebend dafür, wie gut wir mit Veränderungen umgehen können. Alte Muster und Gewohnheiten, wie zum Beispiel, sich mit Süßigkeiten zu

belohnen, sind jedoch schwer aufzugeben, wie sicher viele von Ihnen aus Erfahrung wissen. Diese Abläufe haben sich oft durch jahrelanges Üben tief in die neuronale Struktur unseres Gehirns eingegraben. Dennoch müssen wir uns der Zuckersucht nicht einfach hingeben! Wir können ein neues Verhalten lernen, um uns gut zu fühlen, ohne dass wir uns dabei der Zuckerflut aussetzen. Wie das konkret geht, erfahren Sie im vierten Teil des Buchs.

Falls Sie nun denken, Sie dürften nie wieder Süßes essen – so ist das nicht! Natürlich ist nicht jedes Verlangen nach Süßigkeiten gleich Sucht. Irgendwann hat jeder von uns sein erstes Eis geschleckt und das erste Stück Schokolade gekostet. Es gibt durchaus Menschen, die sich diesen unbeschwerten Zugang zu Süßem erhalten haben: Sie naschen dann, wenn sie Lust darauf haben und hören auf, nachdem sie ihren Genuss gestillt haben, ohne weiter darüber nachzudenken. Doch diese Menschen sind in der Minderzahl. Viele von uns haben sich im Laufe der Zeit ungesunde Gewohnheiten im Zusammenhang mit Zucker und Süßigkeiten angewöhnt. Gewohnheiten, die, lange immer wieder ausgeübt, eine enorme Kraft entwickelt haben. Zusammen mit den damit verbundenen schönen Erinnerungen und der körperlichen Reaktion auf Süßes kann sich dann die Sucht – sowohl körperlich als auch emotional – entwickeln. Wir »brauchen« dann den Zucker, um uns geborgen, sicher und gut versorgt zu fühlen und wegen des Glücksgefühls, das er körperlich in uns auslöst.

Körper und Seele verbinden

Bei meiner Recherche habe ich viel Klarheit über die Stoffwechselvorgänge nach dem Genuss von zuckerreicher

Nahrung sowie die komplexen Abläufe im Körper gewonnen. Viele Wissenschaftler sind einer Meinung: Wir sind Opfer unserer Hormone, und vor allem Zucker bringt die sensible Biochemie unseres Körpers durcheinander. Wir können nichts dagegen tun, sind dem Ganzen hilflos ausgeliefert, denn die Biologie unseres Körpers bestimmt, wie unsere Nahrung verwertet wird, ja sogar wie wir uns verhalten und wie wir uns fühlen.

Besonders Dr. Robert Lustig, der an der Universität von Kalifornien lehrt, führt einen Kampf gegen die übermäßige Aufnahme von Zucker. Seit im Jahr 2009 ein Vortrag mit dem Titel »Zucker – die bittere Wahrheit« aufgenommen und auf YouTube gestellt wurde, ist er vielerorts bekannt und hält weltweit Vorträge zum Thema Zucker. Er führt es vor allem auf den erhöhten Verzehr von Fruktose zurück, dass die Zahl der Übergewichtigen und die daraus resultierenden Krankheiten immer mehr zunehmen. Der Arzt macht sich in seinem unermüdlichen Kampf nicht überall Freunde, er stößt oft auf Widerstand. Vor allem die Lebensmittelindustrie und die Zuckerlobby sind – kein Wunder – nicht sehr begeistert von seinen Theorien.

In der Zwischenzeit raucht mein Kopf von all den wissenschaftlichen Erkenntnissen, den Theorien und den komplexen Zusammenhängen im Körper und ich frage mich, ob wir wirklich Opfer unserer Hormone sind und die Biochemie unseres Körpers unser gesamtes Leben beeinflusst. Ich bin da nämlich etwas anderer Meinung. Ich denke, dass der Geist über den Körper herrscht. Womit ich wieder zu der Frage zurückkomme, die ich mir bereits gestellt habe: »Können wir Körper und Seele getrennt betrachten oder hängen die beiden doch irgendwie zusammen?« Denn genau darin liegt der Punkt, an dem wir die Fakten der Wissenschaft verlassen müssen, um uns auf ein Terrain zu wagen, das teilweise noch immer im Unerforschten, im Dunkeln liegt: Es geht um die Bereiche der Seele. Bei dieser Betrachtung verschwimmt die Grenze zwischen dem Erforschten, Beweisbaren und dem Unbeweisbaren. Zwischen den Fakten und den Mutmaßungen. An diesem Punkt teilt sich die Meinung vieler Menschen.

Für mich ist klar: Jeder Nährstoff, darunter auch Zucker, hat eine bestimmte Wirkung im Körper. Doch wir sind nicht willenlos unserer Biologie ausgeliefert, den Prägungen unserer Vorfahren, die wir weiter in uns tragen und dem Verhalten, das wir lange Zeit eingeübt und automatisiert haben! Auch wenn es schwierig erscheinen mag: Wir können unser Verhalten ändern, unsere Essgewohnheiten, unseren Lebensstil. Wir können unsere Sucht nach Zucker überwinden und zu einem gesunden Zugang zum Essen zurückkehren.

Mich mit der Wissenschaft der Ernährung und den Fakten und komplexen Vorgänge im Körper auseinanderzusetzen, hat mich immer fasziniert. Doch auch die Wissenschaft hat ihre Grenzen, und viele Fragen können noch immer nicht geklärt werden. So bin ich in den letzten Jahren immer mehr dazu übergegangen, mich zusätzlich zu den Fakten mit der Psyche der Menschen und ihrem Verhalten auseinanderzusetzen. Es sind die Aspekte unserer Seele, die mich faszinieren. Bald werde ich in dieses Thema noch mehr eintauchen, bald steht mir eine große Reise bevor.

Doch vorher möchte ich mich noch mit der Geschichte des Zuckers auseinandersetzen. Es ist eine traurige, bittersüße Geschichte.

Zucker, eine bittersüße Geschichte

Wer eine Packung Rohrzucker aus dem Regal des Supermarkts nimmt, ist sich kaum bewusst, welche traurigen

Ursprünge dieses weiße Rieselpulver hat und wie viele Menschen dafür ihr Leben lassen mussten. Zucker hat keine gute Vergangenheit und kann keine schöne Geschichte vorweisen. Die Geschichte des Zuckers ist weitgehend die Geschichte des Zuckerrohrs. Und diese ist eng verbunden mit einem dunklen Punkt in der Vergangenheit unseres Weltgeschehens: dem Sklavenhandel.

Machen wir eine Reise zu den Wurzeln des Zuckers: Die ursprüngliche Heimat des Zuckerrohrs liegt in der pazifischen Inselwelt Melanesiens, einer Inselgruppe nordöstlich von Australien. Schon vor 15.000 Jahren war dort Zuckerrohr gebräuchlich. Durch Kauen des Zuckerrohrs wurde die darin enthaltene Saccharose herausgelöst und diente den schwer arbeitenden Inselbewohnern als rascher Energiekick. Von dort aus verbreitete sich das Zuckerrohr nach Neuguinea, zu den Philippinen, nach Indien und Persien. Um rund 600 nach Christus entwickelten die Perser die Methode der Zuckergewinnung, die heute noch gebräuchlich ist: die Kristallisation. Durch diese wurde der kostbare Zucker, sonst relativ leicht verderblich, haltbar und somit transportfähig gemacht.

Zucker galt in der Antike und noch lange danach als Medizin, die bei Fieber, Durchfall, Husten und anderen Krankheiten, mit Wasser, Milch oder Kräutern vermischt, gereicht wurde. Als Süßungsmittel wurde er jedoch nicht verwendet. Erst als die Kreuzritter im 11. Jahrhundert den kostbaren Zucker aus dem Nahen Osten mitbrachten, gelangte er in die europäischen Fürsten- und Königshäuser und erfreute sich dort immer größerer Beliebtheit. Doch Zucker war rar, für den Rest der Bevölkerung nicht zugänglich. Dies änderte sich durch die Entdeckung von Amerika 1493 durch Christoph Kolumbus. Er brachte das Zuckerrohr aus der Karibik, das dort unter klimatisch optimalen Bedingungen gedieh, nach Europa. Ein reger Handel mit Rohrzucker entstand.

Die Gier des weißen europäischen Adels nach Zucker

musste befriedigt werden. Diese verwendeten den Zucker nicht nur zum Würzen von Tee und Kaffee, sondern ließen sich mit allerhand Gebäck und Zuckerwerk ihre Tage versüßen. Auf den Karibischen Inseln wurden Wälder gerodet, um riesigen Plantagen zum Anbau von Zuckerrohr Platz zu machen. Es fehlte jedoch an Arbeitskräften für diese harte und mühsame Arbeit. Denn die weißen Einwanderer hatten Krankheiten eingeschleppt, denen viele Ureinwohner zum Opfer fielen. Auch weigerten sich viele Eingeborene, die harte Arbeit in den Zuckerrohrplantagen zu verrichten. Die Stunde des grausamen, menschenunwürdigen Sklavenhandels war geboren.

Für die Europäer indes war die Welt eine süße. Durch den regen Handel war Zucker zwar noch immer teuer, aber durchaus erschwinglicher geworden, und mehr Menschen in der Bevölkerung konnten sich die süße Zutat leisten. Es wurden kandierte Früchte, Marzipan, Likör, Pralinen, Limonaden und Speiseeis hergestellt. Diese Entwicklung nahm weiter zu, als der Chemiker und Apotheker Andreas Sigismund Marggraf 1747 entdeckte, dass in der Futterrübe, auch Runkelrübe genannt, der gleiche Zucker steckte wie im Zuckerrohr. Die große Zeit des Rübenzuckers brach schließlich an, als 1801 in Preußen die erste Rübenzuckerfabrik der Welt entstand. Der Import von Rohrzucker aus Übersee wurde durch die Kontinentalsperre Napoleons erschwert, Rübenzucker war nun der Zucker Europas und für alle zugänglich.

Heute wird in unseren Supermärkten weitgehend heimischer Rübenzucker verkauft. Billiger gemacht durch Subventionen. Rohrzucker könnte noch weitaus preisgünstiger sein, doch hohe Zölle beim Import verteuern ihn. Das Geschäft um das große Geld ist bei Zucker noch lange nicht ausgestanden.

Es gäbe noch viel zu erfahren über Zucker: das Zusammenspiel von Politik und Zuckerlobby, die böse Rolle, die der Sklavenhandel in der Vergangenheit spielte, die Konkurrenz durch den billigen Anbau von Mais zur Herstellung von Maissirup, die Macht der Lebensmittelkonzerne. Doch ich bin im Zuge meiner Recherche müde geworden. Zucker hat unser Leben versüßt, doch heute hat er die Welt erobert und viele bezahlen das süße Schmausen mit ihrer Gesundheit.

50 Tage zuckerfrei – Halbzeit!

Mit all der Recherche und Innenschau vergehen die Tage wie im Flug. Schon habe ich die Hälfte meiner zuckerfreien Zeit hinter mich gebracht.

Es geht mir gut und ich fühle mich wohl. Ich habe viel Energie, bin guter Dinge und nicht nur mein körperlicher, auch mein seelischer Zustand ist optimal. Eines habe ich herausgefunden: Sobald ich mir darüber Gedanken mache, dass ich auf Süßes verzichten »muss«, will ich sofort etwas Süßes haben. Wenn ich frustriert bin, dass ich jetzt keine Schokolade, oder kein Kokoskipferl haben »darf«, dann meldet sich meine innere Rebellin. Diese Rebellin in mir ist ziemlich stark und kann keine Verbote ausstehen. Ich weiß genau, wenn ich nicht achtgebe, dann wird sie mich ablenken und mein 100-Tage-Experiment über den Haufen werfen. Also bin ich achtsam. Und ich esse mich an gesunden Dingen satt. Außerdem gibt es Nahrungsmittel in Hülle und Fülle, die mir natürlichen Zucker liefern. Für das kleine Leistungstief am Nachmittag ist eine reife Banane optimal, sie stellt dem Gehirn die notwendige Energie zur Verfügung und ich habe den süßen Geschmack. Die täglichen ein bis zwei Stück Bitterschokolade habe ich durch ein paar Nüsse mit Rosinen ersetzt. Oder ich esse eine Dattel, wenn mich wirklich der Süßhunger packt. Ich habe also den Spieß umgedreht: Ich denke nicht daran, worauf ich verzichten muss, sondern daran, was ich durch meine 100-tägige Zuckerabstinenz alles gewinne. Außerdem lauert in meinem Hinterkopf der Gedanke: Die 100 Tage sind schnell vorbei, und dann kann ich wieder mein Stück Schokolade genießen. Für die nächsten 50 Tage werde ich einfach, so gut es geht, den Zucker ausblenden. So paradox es auch klingen mag, aber durch dieses Ausblenden treten Süßigkeiten mehr und mehr in den Hintergrund und es fällt gar nicht so besonders schwer, darauf zu verzichten. Eines weiß ich jetzt schon genau: Nicht der Verzicht für 100 Tage ist das Schwierige, sondern die Tage danach. Aber darüber möchte ich mir jetzt noch keine Gedanken machen.

Dadurch, dass ich mir meine Zeit oft frei einteilen kann und ich zum Großteil selbst koche, habe ich es wesentlich einfacher als andere. Denn oft ist es nicht so leicht, den Zucker wegzulassen. Denken wir an das Kantinenessen, oder das Essen im Restaurant. Schon allein in der Marinade zum Salat ist meist Zucker versteckt. Von den Saucen ganz zu schweigen. Fertigprodukte kommen sowieso nicht ohne Zuckerzusatz aus. Dann müssen wir wirklich ständig auf der Hut sein, um ja nicht in die Zuckerfalle zu tappen. Deshalb ist mit dem Weglassen von Zucker ein grundsätzliches Umdenken erforderlich. Wer den Zucker weglässt, wird bemerken, dass seine Ernährung natürlicher und einfacher wird.

In der Zwischenzeit hat sich auch mein Geschmacksempfinden verändert und ich bin sensibler auf Süße geworden. Mein Verlangen nach Süßem ist mit einem Stück Obst schnell gestillt, an Schokolade denke ich zumeist gar nicht mehr. Mein Umfeld weiß über mein Experiment Bescheid und unterstützt mich auch entsprechend. Wenn ich zu Freunden auf Besuch komme, wird extra geschaut, dass kein

Zucker im Essen ist. Ich habe im Laufe meines Lebens außerdem gut gelernt, Grenzen zu setzen. Wenn ich: »Nein, danke« sage, dann wird es auch akzeptiert. Meine Familie und meine Freunde lieben mich so, wie ich bin. Und sie wissen: Wenn ich mir etwas in den Kopf gesetzt habe, dann mache ich es auch. Es hätte keinen Sinn, mich zu irgendetwas überreden zu wollen, schon gar nicht zu einem Stück Kuchen.

Grenzen zu setzen, ist jedoch gerade, was das Essen betrifft, für viele schwierig. Wenn wir beim Besuch der Schwiegereltern das Dessert ablehnen, dann könnten wir ja die Gastgeberin beleidigen. Hat sie sich doch extra die Mühe gemacht und wir – mit unseren komischen Essregeln – wertschätzen damit ihre Kochkünste nicht. Doch so ist es nicht. Es ist möglich, das voll Respekt für die Gastgeberin (am besten schon im Voraus) zu besprechen. Am besten mit Ich-Botschaften, in denen wir unsere eigene Gesundheit in den Mittelpunkt stellen, ohne die Lebensweise eines anderen zu kritisieren. Denn sollen wir uns selbst ablehnen, indem wir das essen, was wir gar nicht wollen? Nur um höflich zu sein? Wir müssen natürlich riskieren, manchmal schräge Blicke oder Unverständnis zu ernten. Vielleicht auch das Gefühl zu haben, nicht dazuzugehören, anders zu sein. Gerade dann, wenn wir uns gegen die Regeln der Gesellschaft auflehnen – und wir leben nun einmal in einer zuckergetränkten und übersüßten Gesellschaft –, können wir in manchen Situationen zum Außenseiter werden. Auch das gehört zu einem zuckerfreien Leben.

Der Tag 50 – Halbzeit meines zuckerfreien Lebens – fällt auf einen Sonntag. Ich habe mir meine Termine so eingeteilt, dass ich am Tag vorher einen Kochworkshop in der Nähe meiner Eltern halte und somit das Wochenende mit meiner Familie verbringen kann. Das gemeinsame Kochen in der

Gruppe macht mir wie immer große Freude. Ich war diesmal sehr mutig, habe eine vegetarische Vorspeise und ein veganes Hauptgericht ausgewählt. Doch die Teilnehmer sind dafür offen, plaudernd und lachend wird Gemüse geschnippelt, gehackt und eifrig gerührt. Im Nu köchelt ein Linsengericht am Herd, und Haferflockenschnitten werden im Rohr gebacken. Beim gemeinsamen Essen fällt dann doch die eine oder andere wehmütige Bemerkung, dass ein Stück Fleisch auf dem Teller fehlen würde. Ein knuspriges Schnitzel vielleicht oder ein Stück saftiger Schweinebraten. Trotzdem schmeckt es allen wunderbar, wie ich aus dem zufriedenen Gesichtsausdruck meiner Teilnehmerinnen und Teilnehmer erkennen kann.

Als Nachtisch gibt es Schokokuchen, mein Lieblingsrezept für einen schnell gerührten und saftigen Kuchen. Ich nehme immer nur die Hälfte des ursprünglich angegebenen Zuckers. Trotzdem – essen darf ich ihn diesmal nicht. Doch es macht mir nichts aus. Denn zu Hause bei meinen Eltern wartet ein ganz besonderes Gericht auf mich: ein zuckerfreier Apfelstrudel! Meine Mutter hat ihn extra für mich und meine Schwester Simone gebacken, die das Wochenende ebenfalls im Elternhaus verbringt. Simone ernährt sich zwischenzeitlich auch zuckerfrei, sie hat ein paar Tage zeitversetzt von meinem Start damit begonnen. Auch meine älteste Schwester Zoe hat sich uns angeschlossen. Sich ohne Zucker zu ernähren, wirkt richtig ansteckend.

Der Apfelstrudel ist ein Gedicht. Sowohl im Teig als auch in der Fülle ist kein Zucker zugesetzt. Die Süße kommt vom natürlichen Zucker der Äpfel und der Rosinen. Wer kam überhaupt auf die Idee, Zucker in den Apfelstrudel zu mengen? Er schmeckt doch ohne genauso gut – oder noch besser. Ich genieße jeden Bissen und nehme mir vor, den Apfelstrudel selbst zu backen und ihn meinen Freunden kosten zu lassen. Ich weiß schon jetzt, dass sie begeistert sein werden.

Nach so viel Genuss und getankter Energie mache ich

in den verbleibenden Stunden des Nachmittags mit meiner Schwester und ihrem Hund noch eine kleine Wanderung. So hat der Apfelstrudel keine Chance, es sich an unseren Hüften bequem zu machen.

Der nächste Tag – mein »Tag 50 ohne Zucker« – wird gebührend gefeiert. Nicht mit Essen, sondern mit einer Bergwanderung. Simone und ich haben unseren Bruder überredet, mit uns auf den nahe gelegenen Eisenstein zu gehen. Mit knapp 1.200 Metern ist er nicht besonders hoch, doch für uns Stadtpflanzen durchaus herausfordernd. Nicht so für meinen Bruder. Für ihn ist es ein Spaziergang. Er ist ein richtiger Sportler und fährt manchmal sogar mit dem Rad ins 20 Kilometer gelegene Krankenhaus, wo er als Arzt tätig ist. Doch er passt sich unserem Tempo an und wir erreichen glücklich, nach zwei Stunden stetigen Bergaufgehens, den Gipfel.

Es ist ein wunderschöner Herbsttag. Die Blätter leuchten golden im Sonnenschein, die Luft ist mild und streichelt die Haut. Welch ein Geschenk mein Leben ist, denke ich voller Glück. Ich freue mich über meine gesunden Beine, die klare, frische Luft, die durch meine Lungen strömt, die wunderbare, märchenhaft aussehende Herbstlandschaft. Und ich bin dankbar für das Zusammensein mit meinen Geschwistern, das leider viel zu selten stattfindet.

Auf der Gipfelhütte ist Hochbetrieb. Während wir uns einen Platz an einem Holztisch im Freien suchen und hungrig einen Teller Erbsensuppe löffeln, genießen wir die schöne Aussicht. Am Nebentisch hat ein urig aussehender Wanderer mit Lederhose und Hut seine Ziehharmonika gepackt und singt aus vollem Hals Wanderlieder. Ich sauge alle Eindrücke um mich herum auf. Sie sind von solcher Intensität, dass ich mir wie in einem Film vorkomme. Die Schönheit der Natur, die Freude und Lebendigkeit der Menschen und die einfache Kost. Hier ist kein zusätzliches Zuckerwerk nötig, um das Leben zu versüßen. Je künstlicher und von der Natur entfernt das Leben, desto mehr Zucker scheint benötigt zu werden.

Als ich am Abend glücklich und genährt von diesem Tag in die Stadt zurückfahre, erwacht in mir wieder einmal die Überlegung, zurück aufs Land zu ziehen. Es wird Zeit, die Veränderungen, die ich mir in meinem Leben wünsche, in die Realität umzusetzen. Doch zuerst einmal ruft die große weite Welt: In ein paar Tagen fliege ich nach Brasilien.

Reisen ohne Zucker

Es ist soweit. Meine lang geplante dreiwöchige Reise nach Brasilien steht kurz bevor. Hinter mir liegen Wochen mit langen Arbeitstagen und ich freue mich auf meine wohlverdiente Auszeit. Aber irgendwie bin ich auch etwas nervös. Ich werde allein reisen, und so weit weg war ich schon lange nicht mehr ohne Begleitung. Das macht mir etwas Angst. Ein weiteres Zeichen, dass ich ein bisschen bequem geworden bin. Es ist ein großer Unterschied, ob ich im eigenen Land herumreise, in dem ich die Sprache kenne und mich überall problemlos zurechtfinde, oder ob ich um die halbe Welt fliege und in die Fremde eintauche.

Einige Stunden, bevor ich mich zum Flughafen aufmache, telefoniere ich noch mit meiner jüngsten Schwester Lotta. »Ich frage mich, warum ich mir das antue«, vertraue ich ihr an. »Warum habe ich nicht ein gemütliches Wellness-Hotel gebucht, wo ich den ganzen Tag auf der faulen Haut liegen und mich verwöhnen lassen kann, Bücher lese und an nichts zu denken brauche?« »Tja«, antwortet sie. »Nach diesen drei Wochen würdest du dich vielleicht gut erholt haben, aber was du jetzt machst, das wird dein ganzes Leben lang nachwirken.« Stimmt, da hat Lotta recht. Denn ich fliege den weiten Weg nach Brasilien, um mich einmal wieder ganz bewusst aus meinem – in letzter Zeit so ersichtlich– bequem und überschaubar gewordenen Leben herauszunehmen. Ich werde mich wieder in die Stille eines Heilungszentrums in den Bergen zurückziehen. Dorthin, wo ich schon einmal vor knapp vier Jahren gewesen bin. In den nächsten drei Wochen möchte ich mich ganz auf mich und mein Seelenleben konzentrieren, ohne vom Alltag abgelenkt zu werden. Ich habe mir bewusst kein einziges Buch zum Lesen mitgenommen. Nur drei leere Blöcke und meine Füllfeder mit vielen Tintenpatronen. Sollte mir auch die Tinte ausgehen, habe ich noch zwei Bleistifte mit im Gepäck. Ich werde in diesen drei Wochen meiner Kreativität die Möglichkeit geben, ungehindert durch mich fließen zu können.

Mit diesen Gedanken an die kommende Zeit verschwindet meine Nervosität etwas. Dennoch, ich habe auf dieser Reise noch eine zusätzliche Herausforderung: den Zucker. Ich bin in der Zwischenzeit bei meinem 57. zuckerfreien Tag angelangt und habe fast noch genauso viele Tage vor mir. Wird es sich schwierig gestalten – jetzt, da ich für die nächste Zeit mein Essen nicht immer selbst wählen kann?

Mein Flug nach Brasilien führt mich zuerst von Wien nach Lissabon. Dort werde ich übernachten, um am nächsten Tag in knapp neun Stunden über den Atlantik nach Brasilia zu fliegen. Die Reise beginnt schon mit kleinen Hindernissen. Der Fug in Wien hat fast zwei Stunden Verspätung. Ich sitze viel zu früh am Gate und warte darauf, dass die Zeit vergeht. Noch dazu habe ich in der Aufregung meine Nagelfeile im Handgepäck verstaut, was mir einen bösen Blick und eine Körperinspektion einbringt. Und meine Nagelfeile bin ich auch los.

In der Zwischenzeit bin ich ganz entspannt und freue mich auf die Reise. Da ich Zeit habe, sehe ich mich im Flughafengebäude um. Ein Flughafen ist kein guter Ort, wenn man sich gesund ernähren möchte. Überall wird

Fastfood angeboten, und natürlich Süßigkeiten in Hülle und Fülle. Da bekomme ich gleich Lust, einen Schokoriegel zu naschen, um mir die Wartezeit zu verkürzen. Doch ich kaufe mir stattdessen eine Flasche Wasser. Eine nicht sehr befriedigende Lösung für meine wieder auftauchende innere Naschkatze. Jedoch eine gute Entscheidung für meine Gesundheit. Statt etwas Ungesundes zu essen, beschließe ich, die Menschen rund um mich zu beobachten. Ein interessanter Zeitvertreib, der mich meine Lust auf Schokolade vergessen lässt. Im Flieger werde ich dann mit einem leckeren Essen belohnt – Gemüsereis mit Scampi – das ich mir schmecken lasse. Ganz kurz kommt der Gedanke: »Könnte da eventuell auch Zucker drinnen sein?« Wirklich kann ich es nicht wissen, und die Stewardess zu fragen, das geht mir dann doch zu weit. Ich will mich nicht verrückt machen und eine Zuckerparanoia entwickeln. Ich habe durch die ganze Aufregung, ganz gegen meine Gewohnheit, seit fast zehn Stunden nichts gegessen und bin jetzt sehr hungrig. Als Dessert steht ein Schälchen Vanillepudding auf dem Tablett. Er duftet verlockend, doch ich lasse es stehen und entspanne mich für den Rest des Fluges. Was Zucker angeht, scheine ich eine Mischung aus Disziplin (ich habe mich dazu *entschieden*, für 100 Tage keinen Zucker zu essen) und Distanz (eigentlich habe ich gar kein Bedürfnis nach Süßem) entwickelt zu haben. Das gefällt mir. Ob das auch in Zukunft so bleibt?

Im Hotel in Lissabon angekommen, nehme ich eine heiße Dusche und falle müde ins Bett. Ich habe sechs Stunden, um Schlaf zu bekommen, dann geht es weiter auf der Reise. Um 6.30 Uhr am nächsten Tag erkunde ich, einigermaßen ausgeruht, das Frühstücksbuffet des Hotels. Ich bin durstig, finde aber vorerst nur Orangensaft und Ananassaft. Da ist ohne Zweifel Zucker zugesetzt, den kann ich also nicht trinken. Zum Glück entdecke ich, versteckt in einer Ecke, auch Mineralwasser und lösche damit meinen Durst. Am Buffet gibt es das übliche Hotelfrühstück: Wurst, Käse, Butter, Brot. Und dann auch noch mehrere süße Gebäckstücke und Croissants. Nichts von alledem ist für mich. Im Brot könnte eventuell Zucker sein, ich will nichts riskieren. Wurst esse ich nicht und Käse allein schmeckt auch nicht. Erst jetzt merke ich, wie schwierig es sein kann, Zucker wegzulassen, vor allem wenn man unterwegs und darauf angewiesen ist, in Hotels zu frühstücken. In Wurst ist Zucker, auch in manchem Frischkäse versteckt er sich oft, wie ich bei meinem Ausflug in den Supermarkt herausgefunden habe. Dieser versteckte Zucker überall kann ganz schön nervös machen. Ich begnüge mich mit einer Orange und einem Milchkaffee. So früh am Morgen bin ich ohnehin noch nicht wirklich hungrig. Später im Flugzeug werde ich dann sowieso Essen serviert bekommen und hoffe darauf, dass etwas ohne zugesetzten Zucker dabei ist.

Diesmal ist der Flieger pünktlich. Ich bin froh, endlich in dem großen mechanischen Vogel zu sitzen, der mich von Lissabon nach Brasilia bringt. In der Zwischenzeit bin ich schon 24 Stunden unterwegs und sehne mich nach dem Ende der Reise. Doch vorerst gibt es die Bord-Verköstigung. Ich trinke Tomatensaft, denn der ist ohne Zucker. Zum Essen wähle ich Gnocchi mit Gemüse und Schafkäse. Das Dressing für den Salat kann ich nicht verwenden, da ist Zucker zugesetzt und auf die Orangencreme muss ich natürlich auch verzichten. Dafür genieße ich die Cracker als Abschluss. Mit Salz, aber ohne Zucker. Anschließend trinke ich noch eine Schale Kaffee, um mich etwas wacher zu machen. Das Abendessen gestaltet sich schwieriger. Ich bekomme neben Brot, Butter und Käse noch ein Stück Kuchen und einen Müsliriegel. Ich nasche etwas am Käse, lasse den Rest unberührt.

Es wird Zeit, dass ich an meinem Ort der Erholung ankomme. Ich möchte wieder richtiges Essen, frisch gekocht und nicht in Plastik eingeschweißt. Doch für den Moment kann ich mich nicht beklagen. Ich bin einigermaßen satt und das Flugzeug wird in vier Stunden in Brasilien landen.

Das Leben aus der Ferne betrachten – Wiedersehen mit Brasilien

Als ich das Flughafengebäude von Brasilia um fünf Uhr nachmittags verlasse, begrüßt mich das Land mit einer warmen Brise und angenehmen 25 Grad Celsius. Ich atme die feuchte Luft ein und entspanne mich. Drei lange Wochen liegen vor mir, in denen keinerlei Verpflichtungen auf mich warten. Ich habe Zeit zum Ausruhen, zum Auftanken und Regenerieren. Ich lechze danach, wieder einmal einen Schritt zurückzutreten, und mein Leben aus der Ferne zu betrachten. Diese Auszeit, die ich mir schon einmal vor knapp vier Jahren genommen hatte, genau an diesem Ort, hat mir damals unglaublich gutgetan. Deshalb bin ich auch wieder hierher gekommen. Während zu Hause der November mit Nieselregen ins Land zieht, kann ich in diesem Land die Wärme und die unglaublich schöne Natur genießen.

Mein Taxifahrer hat sich verspätet, doch nach einigen Telefonaten und der Hilfsbereitschaft eines brasilianischen Fahrers sitze ich im Auto, bereit für die mehr als einstündige Fahrt in die Berglandschaft Brasiliens. Während der Fahrt ziehen Gewitterwolken auf, es beginnt zu regnen. Zuerst leicht, dann heftig. Das ändert jedoch nichts am Fahrstil meines Chauffeurs. Mit hoher Geschwindigkeit und einer halsbrecherischen Eleganz schlängelt er sich durch den Abendverkehr. Ich bin froh, als wir endlich in meiner Pousada, der Pension, die für die nächsten drei Wochen mein Zuhause sein wird, landen. Sandra, der gute Geist des Hauses, erwartet mich schon und begrüßt mich in ihrer brasilianischen Herzlichkeit. Sie führt mich gleich in mein schlichtes Zimmer. Ein Bett, ein Kasten und ein kleines Tischchen zum Abstellen. Ein winziges Bad mit Toilette und Dusche. Das Fenster ist vergittert, damit keine ungebetenen Tiere hereinkommen und an der Decke ist ein Ventilator angebracht. Mehr brauche ich nicht. »Magst du noch etwas essen?«, fragt Sandra mich freundlich und zeigt auf das aufgebaute Abendbuffet, an dem sich noch einige Gäste bedienen. Doch ich bin ziemlich erschöpft, habe nur mehr die Kraft, die Koffer auszupacken und eine Dusche zu nehmen. Dann falle ich müde ins Bett und schlafe bis sechs Uhr am nächsten Tag.

Ich erinnere mich, dass es in meiner Pousada wunderbares Essen gibt. Das hat sich in den letzten vier Jahren nicht geändert. Zum Frühstück genieße ich frische Papaya, Melone und Ananas. Die Ananas ist so süß, dass sie wie ein Dessert schmeckt. So versorgt, lässt es sich leicht ohne zugesetzten Zucker leben, wenn ich dieses reiche Angebot an tropischen Früchten habe. Auch das Mittag- und Abendessen enttäuscht mich nicht, Salat und Gemüse in Hülle und Fülle präsentieren sich am kleinen Buffet. Auf meinen Teller lade ich auch Avocado- und Mangostücke, herrliche Geschenke der Natur, an denen ich mich gar nicht satt essen kann.

Jeden Tag gibt es verschiedene köstlich aussehende Desserts: Vanille- oder Zitronencreme, Obstkuchen oder Schokoladenkekse. Doch ich werde nicht schwach. Bei der Vielfalt an all den anderen und zuckerfreien Speisen fällt es mir leicht, an den Desserts vorbeizugehen.

Ich genieße meine Zeit hier. Es tut gut, keine Verpflichtungen zu haben, keine Termine und keinen Abgabestress für Projekte. Ich sitze oft stundenlang auf der Terrasse des spirituellen Zentrums, in dem ich mich meist tagsüber aufhalte, und betrachte die Wolken am Himmel. Mein Kopf wird immer leerer, meine Gedanken weniger. Die vergangenen Monate der Geschäftigkeit verblassen. Die Zukunft liegt wie eine leere, weiße Leinwand vor mir, geduldig darauf wartend, mit bunten Farben bemalt zu werden. Ich fühle mich gut. Essen wird unwichtig. Süßigkeiten verlieren weiter ihre Anziehung. Denn hier in Brasilien bekomme ich geistige Nahrung, die mich durch und durch erfüllt – ich bin wie ein Gefäß, das überfließt. Ich fühle mich hier zu Hause und tanke mit jedem Tag mehr Kraft. Die Freude, die ich in der Hektik des Alltags stückweise verloren habe, kehrt wieder zurück. Das Leben meint es gut mir mir!

Abseits von Essen und Zucker

In diesen drei Wochen schreibe ich viel. Ich schreibe mir allerlei Dinge von der Seele, schreibe über mein Leben, meine Träume und Pläne für die Zukunft. So viel habe ich noch vor, so viel gibt es noch zu erleben. Das Leben bietet unendliche Möglichkeiten für den, der sich ganz darauf einlässt. Und einlassen will ich mich. Das Schreiben befreit mich. Mit jedem Satz, den ich schreibe, jedem Blatt meines Tagebuchs, das ich fülle, kehre ich ein Stück zu mir zurück und erkenne das unendliche Potenzial an Kreativität, das in mir liegt.

Während ich gedankenverloren von meiner Lieblingsbank unter dem Mangobaum aufblicke, schlendert ein Paar leise plaudernd an mir vorbei. Jeder von ihnen hält ein Eis am Stiel in der Hand und schleckt verzückt daran. »Ich hätte auch gerne ein Eis«, denke ich. Doch es ist nur ein flüchtiger Gedanke und ich lasse das kurze unbefriedigende Gefühl des »Nicht-haben-Könnens« an mir vorüberziehen. Dann widme ich mich wieder meinem Schreiben.

Nach diesen *100 Tagen zuckerfrei* wird es noch genug Möglichkeiten geben, Eiscreme zu schlecken. Und ich habe jedes Mal die Wahl, ob ich wirklich Zucker zu mir nehmen möchte oder nicht. Ganz ohne Süßigkeiten zu sein, für den Rest meines Lebens, könnte ich mir nicht vorstellen. Momentan habe ich kein Bedürfnis nach Schokolade oder einer anderen Leckerei, doch das kann sich ändern. Ich möchte mir den Genuss von Süßem nicht verbieten, und um ihn zu stillen, reicht eine kleine Menge. Letztendlich geht es um den bewussten Umgang mit Zucker, frei von jeder Sucht und Zwanghaftigkeit. Außerdem wird mir immer klarer: Die Süße des Lebens kommt nicht durch das Essen von Zucker.

Die Süße des Lebens

Jetzt bin ich schon zwei Wochen da und genieße die Ruhe, die Stille und das Nichtstun. Mein schneller Schritt, gewohnt, eine Distanz in kurzer Zeit zurückzulegen, hat sich in ein Schlendern verwandelt. Ich esse langsamer und mir fällt auf, dass ich sogar tiefer und entspannter atme. Diese Entschleunigung tut mir unendlich gut.

Eine Sache jedoch ist in den letzten Tagen aufgetaucht und ich habe immer wieder damit zu kämpfen: Es ist das Verlangen, doch wieder eine kleine Süßigkeit zu genießen. Immerhin bin ich schon 65 Tage zuckerfrei. Ohne Zucker, ohne Süßstoff, ohne meine geliebte dunkle Schokolade. Eine beachtliche Leistung für jemanden, der dachte, täglich ein Stück Bitterschokolade haben zu müssen. Dabei dachte ich, diese Gewohnheit nun in Brasilien ganz abgelegt zu haben. Doch es ist nicht so einfach, denn ganz zufrieden bin ich nicht, als ich nach dem Mittagessen ein kleines Stück Melone auf meinen Dessertteller lade. Es ist ein altbekanntes Gefühl, das sich da bemerkbar macht, und ich spüre es in meinem Herzen. Es ist ein Gefühl des Mangels, des Verzichten-Müssens auf die schönen Dinge des Lebens. Direkt neben den aufgefächerten Melonenscheiben steht nämlich die »echte« Nachspeise, zu der die meisten Gäste greifen: eine riesige Schüssel, gefüllt mit einer Creme aus Karamell und Kokosmilch, überzogen mit einer dichten Schicht glänzender Schokolade. Ich muss mir eingestehen, dass mir dieser Essensgenuss durchaus etwas fehlt. Ich bin neidisch auf dieses sinnliche Vergnügen, das sich am Gesicht meiner Tischnachbarin Carol abzeichnet. Carol ist eine reizende, zurückhaltende und humorvolle Dame aus Vancouver, die ich hier kennengelernt habe. Wir sind uns sehr ähnlich, und, genauso wie ich, mag sie die schönen Dinge des Lebens. Dazu gehören für sie Schokolade, und manchmal ein Gläschen Whiskey, das sie an den kalten kanadischen Winterabenden vor dem Kaminfeuer genießt, wie sie mir mit einem Augenzwinkern gesteht. Ich unterhalte mich sehr gerne mit ihr. Sie erzählt mir von ihren Enkelkindern und ihrer Arbeit in der Museumsbibliothek, während sie langsam die Karamell-Kokoscreme löffelt. »Ich würde dich sicher nicht verraten, wenn du ein bisschen kosten möchtest«, lächelt sie verschmitzt. Doch ich bleibe hart. Ich hätte ein schlechtes Gewissen, würde ich jetzt heimlich etwas naschen. Es wäre, als würde ich etwas Verbotenes machen. Und Essen ist für mich schon lange nicht mehr verboten. Ich habe in meiner Jugend lange genug Zeit damit verbracht, zwischen Hungern und Überessen hin- und herzuschwanken und mir immer wieder Nahrungsmittel zu verbieten. Das ist vorbei. Ich habe mich doch freiwillig auf dieses Experiment eingelassen, niemand hat mich dazu gezwungen. Diese »*100 Tage zuckerfrei*« sind keine Diät und es geht auch nicht ums Abnehmen, sondern um meine Gesundheit und um mein Wohlgefühl. Ich brauche auf nichts zu verzichten, keinen Mangel zu leiden. Es ist an der Zeit, Süße in den Tag zu holen, die nichts mit Essen zu tun hat.

Nach einigen Überlegungen habe ich eine Idee: Ich könnte mir eine Massage gönnen. Gleich um die Ecke meiner Pousada gibt es ein Kleidergeschäft. Auf einer Tafel davor steht in großen Lettern »Therapeutische Massage –

hier zu buchen«. Sofort mache ich mich auf den Weg und habe Glück, um 14 Uhr ist ein Termin frei. Meine Masseuse heißt Deborah. Sie ist ganz weiß angezogen, hat helle, freundliche Augen und lächelt mich einladend an. Sie führt mich in einen Raum in den Hinterhof, der außer einem Massagetisch, einem Hocker für die Kleidung, einer Abstellfläche und einem kleinen Waschbecken leer ist. Deborah ist Brasilianerin und spricht kaum Englisch. Doch wir brauchen keine Worte, um uns zu verständigen. Ihr ruhiges Wesen streichelt schon meine Seele, bevor sie überhaupt mit ihren Händen meinen Körper berührt. Deborah massiert wunderbar. Genau wie ich es mag. Sanft, aber doch mit festem Druck gleiten ihre Hände über meinen Rücken, meinen Nacken, meine Schultern. Ich bin ziemlich verspannt, stelle ich fest. Das stundenlange Sitzen am Schreibtisch in der Zeit vor meinem Urlaub hat seine Spuren hinterlassen. Ich entspanne mich in den Schmerz hinein, der frei wird, und Deborah knetet die verknotete Muskulatur. Während ich den Duft des Massageöls einatme, entlädt sich draußen ein heftiges Gewitter. Laut prasselt der Regen auf das Dach und erfüllt den Raum mit rhythmischen Klängen. Durch das Fenster strömt der Geruch von Erde und gereinigter, warmer Luft. Alle meine Sinne sind angeregt. Ich lasse mich vollkommen fallen. Hinein in die Berührungen meiner Haut, die Geräusche des Regens, in die vielfältigen Düfte, die auf mich einströmen. Die Zeit bleibt stehen, ich bin in einem einzigen Moment, der ewig dauert. Ein Moment von intensiver Schönheit, von Schwerelosigkeit und Frieden. Das sanfte Massieren der Zehen holt mich zurück in die Realität. »Finish«, sagt Deborah mit einem Lächeln in der Stimme. Ich öffne die Augen, gestärkt und genährt von den inneren Eindrücken, ziehe mich wieder an und trete auf die Straße hinaus. Wie durch ein Wunder hört der heftige Regen mit einem Schlag auf. Auf der Straße fließt ein Wasserstrom, gefärbt von der roten Erde Brasiliens. Die ganze Umgebung dampft.

Ich atme tief ein und aus. »Welch herrliches Geschenk von Mutter Natur«, denke ich und wate fröhlich und verspielt wie ein kleines Kind mit meinen Badeschuhen und ölig glänzenden Füßen in die Gartenanlage des Zentrums. Im Café erstehe ich eine Kokosnuss. Das köstliche Getränk darin habe ich hier entdeckt. Die grünen Kokosnüsse werden gekühlt, aufgebohrt und mit einem dicken Strohhalm kann man das herrliche Kokoswasser trinken. Es schmeckt süß und vollmundig. »Wer braucht da noch Karamell-Creme?«, denke ich zufrieden. Mit meiner Kokosnuss in der Hand schlendere ich zwischen Mangobäumen und Jasminsträuchern hindurch und entdecke, auf einer Bank sitzend, Carol, meine kanadische Freundin. Auch sie hält eine riesige Kokosnuss in der Hand. Wir sehen uns an und lachen. Ich setze mich zu ihr und schweigend genießen wir unseren kühlen Drink. Meine Unzufriedenheit ist weg, ich habe mich wieder ausgesöhnt mit meinem zuckerfreien Leben. »Life is good«, sagt Carol. Ich nicke zustimmend. »And sweet«, füge ich hinzu und lächle leise in mich hinein.

Wonach suchen wir?

Am nächsten Morgen stehe ich zeitig auf. Es ist noch fast dunkel, als ich in den Garten der Pousada trete. Ich atme tief ein und aus. Das Gras, die Erde, die Blumen, alles riecht intensiv. Langsam wird es hell. Der Tag verspricht, ein schöner zu werden. Am Himmel haben sich einige kleine Wolken angesammelt und leuchten in einem zarten Rosa, während die Sonne mit ihren ersten Strahlen den Morgen begrüßt.

Ich fühle mich gut. Leicht und frei, so als hätte das gestrige Gewitter auch meine Gedanken des Verlangens weggewaschen. Aus der Ferne höre ich Hunde bellen, und das Klappern von Geschirr aus der Küche der Pension. Ich lausche kurz dem Singsang der brasilianischen Küchenfrauen. Ich liebe diese Sprache. Sie ist melodisch und weich, und obwohl ich kein Wort verstehe, empfinde ich bei diesen Lauten ein Gefühl von Zuhause-Sein. Nachdem ich eine Runde im Garten gedreht habe und kurz unter dem Mangobaum verweile, steuere ich auf das Labyrinth zu. Kathrin, die amerikanische Besitzerin der Pousada, hat dieses griechische Labyrinth in einer Ecke des Gartens aus Steinen gelegt. Als ich vor vier Jahren mit meiner Freundin Sibylle hier gewesen bin, hat sie mir erklärt, wie man es benutzt. Man konzentriert sich auf eine Frage oder ein Problem und geht ganz langsam den Weg des Labyrinths, bis man in seine Mitte kommt. Dabei bleibt stets die Frage im Fokus. In der Mitte atmet man dann tief durch, streckt die Hände nach oben und gibt das Problem an die unendliche Intelligenz des Universums ab. Man lässt los mit dem inneren Wissen, dass die Frage schon beantwortet, das Problem schon gelöst ist. Dann führt der Weg wieder zurück zum Anfang. Mit leerem Kopf, ohne Gedanken. Es kann sein, dass dabei schon eine Antwort auf die Frage auftaucht. Bei mir ist es diesmal nicht der Fall. Ich spüre keinen Impuls, habe keine Empfindung. Doch das macht nichts. Ich vertraue darauf, dass meine Frage zur richtigen Zeit beantwortet wird. Es hat keine Eile. Das Leben wird sich schon im richtigen Tempo vor mir entfalten.

Beim Frühstück treffe ich Claudia, eine Schweizerin, die ich hier vor einigen Tagen kennengelernt habe. Zweimal wurden wir schon gefragt, ob wir Schwestern sind. »Ihr habt die gleichen Augen und Backenknochen«, bemerkte gestern auch noch Russel, der Manager der Pension. Ich finde nicht, dass wir uns sehr ähnlich sehen. Claudia ist viel größer als ich, und um ein paar Jahre jünger. Und sie hat wunderschönes, langes, blondes Haar. Ich fühle mich eher wie ein hässliches Entlein neben ihr. Irgendwie sieht Claudia aus wie Gwyneth Paltrow. »Wer ist das?«, fragt sie mich erstaunt, als ich sie mit der bekannten Schauspielerin vergleiche. Claudia merkt nicht, dass sie mit ihrer Erscheinung alle Blicke auf sich zieht. Ich mag sie sehr. Sie ist erfrischend ehrlich, bodenständig und sehr humorvoll. Es ist ihre erste große Reise allein, seit sie vor drei Jahren Mutter eines Jungen geworden ist. Sie ist an diesem Ort, um sich Klarheit über einige Dinge zu schaffen und um den hektischen Alltag als junge Mutter für einige Zeit zu vergessen.

Während wir genüsslich Papaya- und Melonenstücke verzehren, stelle ich mir die Frage: »Wonach suchen wir eigentlich?« Alle, die wir hier sind, haben wir für einige Zeit unser Leben verlassen, um für uns zu sein. Viele sind krank. Sie suchen Heilung. So wie Anthony, Direktor eines Pflegeheimes aus Florida, mit dem ich mich gestern unterhalten habe. Anthony, ein sehr netter und ruhig wirkender Mann, Mitte 50, hat Krebs. Doch laut seiner letzten Untersuchung haben sich die Metastasen zurückgebildet, erzählt er mir. Er ist voller Hoffnung. Ganz anders dagegen ist Cathy, eine schrille, braungebrannte Amerikanerin. Sie ist schon seit zwei Monaten da. Und sie möchte noch zwei weitere Monate bleiben, wie sie mir verraten hat. Genauer gesagt so lange, bis sie einen Mann gefunden hat. Seit vor zwei Jahren ihr Partner plötzlich verstorben ist, ist sie auf der Suche nach einer neuen Beziehung. »Ich habe so genug vom Alleinsein«, gestand sie mir vor einigen Tagen bei einem kurzen Plausch im Garten. »Alle meine Freunde sind verheiratet, nur ich bin allein. Was ich schon alles getan habe, um jemand Passenden kennenzulernen: Verabredungen übers Internet und Blind Dates, die mir Freunde verschafft haben. Ich war überall dort, wo sich angeblich alleinstehende Männer aufhalten. Aber es scheint, als hätten sich alle gegen mich verschworen. Wie lernt man nur den richtigen Mann kennen?« Ich hatte auch keine Antwort für sie. In Partnerschaftsfragen bin ich bei Weitem keine Expertin. Ich bin gerade noch dabei, meine letzte Beziehung zu verarbeiten.

Cathy sucht also einen Mann. Anthony sucht Heilung.

Claudia sucht Klarheit. Was suche ich? Ich suche inneren Frieden. Oft fehlt er mir, vor allem in der Hektik des Alltags geht er verloren. In Brasilien kann ich ihn finden. Doch die Kunst wird es sein, ihn nach Hause mitzunehmen. Ihn nicht wieder zu verlieren. Kann ich aber etwas verlieren, was schon in mir ist? Der wirkliche innere Frieden ist doch in allen von uns. Er gehört zu unserer Natur, zu unserem Wesen. Das Problem ist nicht, ihn zu verlieren, sondern, dass wir ihn vergraben. Unter all den Dingen, die wir als so wichtig erachten. Und so schichten wir Lage für Lage unnützer Gedanken über unseren Frieden. Wir suchen im Außen, als hätten wir etwas verloren und müssten es wiederfinden, damit wir vollständig sind. Viel zu oft lassen wir uns von äußeren Umständen, Menschen und Situationen verleiten, die uns kurzfristig ein gutes Gefühl geben. Und an diesem Punkt kommt wieder Essen ins Spiel – und Zucker. Süße Nahrung kann uns von unserer wirklichen Suche ablenken. Wir stopfen uns voll mit Kuchen, Keksen und süßem Gebäck und trotzdem bleibt eine Leere in uns, die wir nicht mit Süßigkeiten füllen können. So lange wir das glauben, werden wir nie zu dem zurückfinden, was wir suchen: uns selbst.

In der Abgeschiedenheit Brasiliens habe ich einen leichten Zugang zu meinem inneren Frieden. Denn Zucker steht mir nicht zur Verfügung, um ihn darunter zu vergraben. Doch wie wird es sein, wenn ich wieder zu Hause bin? Wie werde ich damit umgehen können, wenn ich mir nach dem Experiment wieder Zugriff zu Zucker und all seinen Verlockungen erlaube? Jetzt, in dem Moment, kann ich mir nicht vorstellen, dass es je zu einem Problem werden könnte. Gut, dass ich in dem Moment noch nicht weiß, welche Schwierigkeiten ich nach meinen 100 zuckerfreien Tagen mit dem richtigen Umgang von Süßigkeiten haben werde!

Spiritueller Zucker

Die Tage in Brasilien dehnen sich unendlich aus. Es ist so, als wäre die Zeit stehen geblieben. Ich spüre, wie sich meine Gedanken immer mehr beruhigen und ich mich von Vorstellungen löse, wie etwas zu sein hätte. Wie die anderen zu sein hätten. Wie ich zu sein hätte. Wenn alles wegfällt, der Alltag, die Verpflichtungen und Aufgaben, dann gibt es nur noch eines, mit dem wir uns auseinandersetzen müssen. Das sind wir selbst. Auch das Essen ist für mich in weite Ferne gerückt. Außerdem die ganze Beschäftigung mit dem Zucker. Das ist alles momentan nicht wichtig, denn ich werde durch eine andere Quelle genährt: durch die Verbindung zu mir und gleichzeitig zu einer höheren Quelle, die nicht benannt werden kann. Manche nennen es Liebe, manche nennen es die universelle Kraft oder Gott. Ich mache mir nicht die Mühe, einen Namen dafür zu finden. Diese Quelle ist aber nicht irgendwo da draußen, nein, dieser Geist, dieser »Spirit«, wohnt in jedem von uns. Somit ist auch jeder Mensch spirituell, denn er ist durch den Geist geschaffen, von ihm durchdrungen.

Meine Nahrung – und die Nahrung, die uns alle letztendlich wirklich satt macht – ist »spiritueller Zucker«. Er gibt dem Leben Süße, er gibt dem Dasein Sinn. Davon können wir nicht genug aufnehmen, und je mehr wir ihn in uns und in unser Leben einfließen lassen, desto erfüllter wird es. Dieser spirituelle Zucker ist für alle verfügbar, er gibt uns Kraft, macht uns gesund und frei. Wer diese Süße genießt, braucht sonst nichts mehr.

Wenn ich mich als spirituellen Menschen bezeichne, ernte ich oft befremdete Blicke. Viele von uns haben eine sehr zwiespältige Einstellung zur Spiritualität. Oft wird dieser Begriff in eine »Esoterikschublade« gesteckt. »Ja, diese Esoteriker, das sind komische Leute«, hört man dann. »Die mit ihren Wallegewändern, die alles auspendeln, immer lächeln und sich über ihre Aura unterhalten. Die sind ja alle weltfremd.« Dabei ist die ursprüngliche Bedeutung von »esoterisch« nichts Abgehobenes. Es bedeutet »dem inneren Bereich zugehörend« und bezeichnet eine Philosophie, deren Lehre früher nur einem begrenzten Personenkreis zur Verfügung stand. Es ist der innere, spirituelle Erkenntnisweg, der mit mystischem, althergebrachtem Wissen einhergeht. Was im Laufe der Zeit alles in diesen Begriff hineininterpretiert wurde, ist eine andere Sache. Es mag natürlich Menschen geben, die das Klischee der »verrückten Esoteriker« erfüllen, ihr Weltbild als das einzig richtige betrachten und ihre ganze Umwelt belehren und auf ihren Weg bringen wollen. Es mag auch selbsternannte Gurus geben, die die Gutgläubigkeit ihrer Mitmenschen ausnutzen und letztendlich nur auf materiellen Gewinn aus sind. Wahrsager, die für teures Geld die Zukunft voraussagen und dafür anfällige Menschen in eine Abhängigkeit treiben. Bevor nicht mit der Astrologin, der Kartenlegerin oder schamanischen Heilerin rückgesprochen wurde, wird von so manchem Menschen keine Entscheidung mehr getroffen. Das alles sind Auswüchse einer Welt, die das Heil und die Lösung ihrer Probleme im Außen sucht.

Doch das ist keine wahre Spiritualität. Wahre Spiritualität ist etwas ganz anderes. Es bedeutet, jederzeit in seiner eigenen Kraft zu stehen, die Verantwortung für sich, sein Handeln und Tun, und für alle Entscheidungen, die wir treffen, zu übernehmen. Die wahren spirituellen Menschen hängen ihren Glauben nicht an die große Glocke, tragen ihn nicht vor sich her wie eine Trophäe und vermitteln ihrer Umgebung nicht: »Ich bin besser als du, weil ich diesen besonderen Kurs besucht habe oder diese Ausbildung mich eine Stufe näher zur Erleuchtung gebracht hat. Und du bist ein Sünder, der nichts von all dem versteht.« Das ist nur die Stimme des aufgeblasenen Egos, das mit allen Mitteln Anerkennung sucht und nach Aufmerksamkeit lechzt.

Während ich mir so meine Gedanken über die Bedeutung

von Spiritualität mache, blicke ich mich um. Ich sitze gerade im Café des spirituellen Zentrums, und momentan herrscht hier Hochbetrieb. Verschiedene Sprachen dringen an mein Ohr, die Menschen, die sich hier aufhalten, kommen aus allen Teilen der Welt. Es wird geplaudert und gelacht, aber auch ernste Gesichter sehe ich darunter. Menschen, die leiden, entweder an einer körperlichen Erkrankung oder weil sich über ihre Seele ein dunkler Schatten gelegt hat. Doch ich spüre, wie jeder einzelne Mensch von dieser wunderbaren Kraft des Geistes durchdrungen ist. Auch im Schmerz, auch in der Traurigkeit fließt die Göttlichkeit durch sie hindurch. Ich beobachte eine Mutter, die ihrem Kind im Rollstuhl liebevoll über das Haar streichelt. Ein Liebespaar, das in den Augen des anderen versunken ist und sich zärtlich an den Händen hält. Ein brasilianisches Mädchen, das ihren Großvater fürsorglich mit einem Lächeln eine Tasse Kaffee serviert. Mein Herz öffnet sich für alle diese Menschen, die sich nicht hinter einer Maske verstecken, sondern ihr Leben in Demut und mit Würde meistern. Egal, wie es sich zeigt. Nicht darauf achtend, ob sie, von außen betrachtet, erfolgreich sind und das Leben im Griff haben. Sie leben wahren Spirit, indem sie authentisch sind, sich einlassen darauf, wie sich der Moment gerade zeigt.

In diesem Zentrum fällt es leicht, mit offenem Herzen zu leben. Doch wie wird es sein, wenn ich zurück in meinen Alltag komme? Werde ich diese Verbindung zu mir und das Gefühl der absoluten Geborgenheit in dieser Welt behalten können? Werde ich meine Spiritualität leben, ohne dass es mir wichtig ist, was andere Menschen von mir denken? Werde ich zu mir stehen und in meiner Kraft bleiben können? Ich kann es nicht wissen. Obwohl es mir jetzt einfach erscheint, weiß ich doch, dass ich immer wieder vor Herausforderungen stehen werde. Ich nehme mir vor, einfach jederzeit mein Bestes zu geben, und ohne Druck auf mich auszuüben, liebevoll und mitfühlend mit mir umzugehen.

»Bonjour Martina«, unterbricht eine bekannte Stimme meine Gedanken. Es ist Christophe, ein reizender Franzose, der ebenfalls in meiner Pension wohnt. Er nimmt neben mir Platz, und in einer Mischung aus Englisch und Französisch plaudern wir über uns und unseren Aufenthalt hier. Es ist schön, einfach dazusitzen, in den Moment einzutauchen und ihn mit unserem ganzen Sein zu genießen. Dieser Moment ist erfüllt von spirituellem Zucker. Es ist alles, was wir brauchen.

Die Löffel-Liste

Am letzten Nachmittag in Brasilien nehme ich mein Tagebuch und einen Stift und schlendere in den Garten der Pension, um ein gemütliches Plätzchen zum Schreiben zu finden. Doch aus dem Schreiben wird nichts, denn ich entdecke, dass die begehrte Hängematte, die unter einem Mangobaum gespannt ist, heute Nachmittag leer ist. Schreiben kann ich später auch noch, denke ich und mache es mir in der Hängematte bequem. Es ist einfach herrlich, darin zu liegen und sich von den Sonnenstrahlen wärmen zu lassen, die durch die dichten Mangoblätter ihren Weg auf mein Gesicht und meine nackten Arme und Beine gefunden haben. Das sanfte Schaukeln der Hängematte lässt mich immer mehr und mehr entspannen. Ich atme tief durch, schließe die Augen und lasse meine innere Welt Form annehmen. Bilder tauchen auf, von diesen drei Wochen in Brasilien und von meiner Vergangenheit. Ich habe viel gesehen, viel erlebt, viel ausprobiert in meinem Leben. Und doch, da gibt es noch so viel, das ich machen möchte, das ich erfahren möchte. Meine Zukunft liegt brach vor mir. Noch unberührt, noch ungelebt. Es liegt ganz allein an mir, diese Zukunft mit lebenswerten Ereignissen zu füllen.

Die Erinnerung an einen Film taucht auf, den ich vor einigen Jahren im Kino gesehen habe. Er heißt »The bucket list« (»Das Beste kommt zum Schluss«). In dieser Tragikomödie spielen Jack Nicholson und Morgan Freeman die Rolle von zwei Männern, die – beide an Krebs erkrankt – im gleichen Krankenhauszimmer landen und sich trotz ihrer Gegensätze anfreunden. Sie beginnen, eine Liste der Dinge zu erstellen, die sie noch tun wollen, bevor sie »den Löffel abgeben« und erstellen eine »Löffel-Liste«, die sie dann Punkt für Punkt abarbeiten.

Auch ich habe so eine Liste. Auf ihr habe ich alle meine Träume, Wünsche und Ziele aufgeschrieben. Diese Liste habe ich in einer hübschen Schachtel verstaut, zusammen mit anderen Dingen, die einen persönlichen Wert für mich darstellen: Da sind Familienfotos und Fotos aus meiner Kindheit drinnen, Gedichte und Erinnerungen an schöne Urlaube. Doch es ist lange her, dass ich in dieser Schachtel gestöbert habe. Es wird Zeit, das zu ändern – es wird Zeit, wieder an meine Träume zu glauben und daran, dass ich meine Visionen verwirklichen kann.

Warum nehmen wir uns keine Zeit mehr für Träume? Wir glauben, dass sie sowieso nicht in Erfüllung gehen, und beginnen erst gar nicht, die entsprechenden Schritte zu setzen. So sparen wir uns die Enttäuschung, wenn sie nicht erfüllt werden. Unsere Tage sind mit Arbeit und Verpflichtungen angefüllt, wir geben unser Bestes, um über die Runden zu kommen und begnügen uns mit dem, was uns das Leben so bringt. Oft ist es dann nur der Trostpreis, den wir bekommen. Und wir belohnen uns mit ein paar netten Dingen: neuen Schuhen, einem größeren Fernseher oder Essen. Viel süßes Essen. Wir verzuckern unser Leben, anstatt unsere Träume wahr werden zu lassen.

Sich seine Träume zu erfüllen, bedeutet auch gleichzeitig,

sich aus seinem bequemen Leben herauszuwagen. Träume werden nicht einfach so wahr, wie uns oft versichert wird: »Gibt deinen Wunsch ans Universum ab, und dann brauchst du nur darauf zu warten, bis er erfüllt wird«, steht in der aktuellen Frauenzeitschrift des Monats oder in zahlreichen Selbsthilfebüchern. Wenn wir das glauben, uns zurücklehnen und warten, wird gar nichts passieren. Wir müssen auch mitarbeiten, damit sich unser Leben in Richtung unserer Wünsche ändert. Wir müssen aktiv sein, handeln, täglich kleine Schritte setzen und die Veränderung im Leben willkommen heißen. Das kann natürlich manchmal ganz schön anstrengend sein. Wer sich zum Beispiel einen fitten, durchtrainierten Körper wünscht, der erreicht gar nichts, indem er sich hinsetzt und sich wünscht, so auszusehen wie das Model am Cover des Fitnessmagazins. Es bedeutet, früher aufzustehen, um vielleicht schon vor der Arbeit eine Runde laufen zu gehen. Die Fernbedienung gegen die Sporttasche fürs Fitnessstudio einzutauschen und auf seine tägliche Dosis Süßigkeiten zu verzichten. Wer sich einen anderen, spannenderen und interessanteren Job wünscht, der muss auch Bewerbungen schreiben, vielleicht eine zusätzliche Ausbildung machen und sich überlegen, woran es liegt, dass er bei der Beförderung immer übersehen wird. All das verlangt von uns, dass wir uns aus der Zone der Bequemlichkeit herauswagen, hinein ins Unbekannte, ins Neue. Dieses Heraustreten aus dem alten Leben kann ziemlich Angst machen. Doch nur so – indem wir uns in Richtung unserer Träume bewegen, werden wir diese auch erreichen. Oder wir kommen drauf, dass sich unsere Vision geändert hat. Dann können wir darangehen, unsere Ziele zu verändern, neue zu finden. Viele von uns gestehen sich gar nicht ein, es verdient zu haben, sich ihren Traum zu erfüllen. »Wer bin ich denn schon«, sagen wir, »dass ich so große Träume haben darf?« »Wie soll das gehen, das ist ja ein Ding der Unmöglichkeit!« Und dann halten wir uns weiter klein, bleiben in unserem beschaulichen Leben. Doch ist so ein Leben wirklich erfüllend? Diese Frage muss sich jeder oder jede selbst stellen. Nur wir selbst entscheiden, ob unsere Träume nicht nur Träume bleiben, sondern ob wir sie auch leben.

Jetzt, wo bei mir in diesen 100 zuckerfreien Tagen alle Süßigkeiten wegfallen, ist wieder neuer Raum entstanden. Raum, den ich mit schönen, neuen, unbekannten Dingen füllen kann. Da gibt es keine Schokolade, die mich zwischendurch tröstet, kein Dessert, das den Tag zusammenhält, keine Kekse, die mich ablenken und mir die Sicht auf die Zukunft verstellen. Ich möchte die leere Leinwand meines zukünftigen Lebens zu einem schönen, bunten Meisterwerk werden lassen. Meine Ziele, meine Träume werden nicht nur geschriebene Worte auf meiner Löffel-Liste bleiben – das nehme ich mir jetzt ganz fest vor. Wenn ich zurück zu Hause bin, werde ich mich eingehend damit beschäftigen.

Ganz langsam löse ich mich von meinen inneren Bildern und kehre zurück in diesen warmen brasilianischen Novembernachmittag. Meine Sinne werden wieder aktiviert, ich spüre das Kratzen des groben Baumwollstoffes der Hängematte auf meiner Haut, höre das eindringliche Zirpen einer Grille und blinzle in die Sonne. Es ist Zeit. Zeit, die Koffer zu packen, um mich auf meine Heimreise vorzubereiten.

Zurück in den Alltag

Meine Auszeit ist vorüber. Ich habe in Brasilien drei erfüllte, inspirierende und transformierende Wochen verbracht. Nun geht es wieder zurück nach Hause, zurück in den Alltag, zurück in mein richtiges Leben. Ich teile mir das Taxi zum Flughafen mit meinen neu gewonnenen Freunden Claudia und Christophe. Es hat 30 Grad Außentemperatur und der Himmel ist übersät mit wunderschön anzusehenden bauschigen Wolken, als wir die eineinhalb Stunden zurück nach Brasilia fahren. Die Ankunft am Flughafen ist für uns ein Schock: Es ist laut, es riecht nach einer Mischung aus Kerosin und geschmolzenem Käse und überall laufen hektische Menschen herum. Nach Wochen der Stille, in denen der einzige Lärm Hundegebell und das Krähen des Hahnes am Morgen war, landen wir wieder unsanft in der Realität. Wir haben noch Zeit und setzen uns in ein Café in der Flughafenhalle. Claudia isst Karamellpudding, Christophe ein Stück brasilianisches süßes Gebäck, ich passe. Mir ist noch etwas mulmig von der rasanten Autofahrt und mein Magen würde Essbares gerade nicht so gut vertragen. Gemeinsam leeren wir unsere Wasservorräte, damit wir durch den Zoll gehen können und warten im Gate, bis wir unseren Flieger nach Lissabon besteigen können.

Mit einer kleinen Verspätung heben wir ab und ich betrachte die Lichter der riesigen Stadt, die immer kleiner werden und schließlich ganz aus meinem Blickfeld verschwinden. »Bis zum nächsten Mal, Brasilien«, verabschiede ich mich von diesem Land. Es war eine schöne Zeit, und jetzt freue ich mich wieder auf meine Rückkehr nach Hause und auf mein Alltagsleben.

Mein Magen hat sich beruhigt, der Hunger ist zurückgekommen. Doch der Rückflug ist essenstechnisch eine Herausforderung. Es gibt Nudelauflauf mit Salat, Brötchen, Butter, Salzcracker und eine Creme aus Passionsfrüchten. Das Dressing für den Salat muss ich weglassen und natürlich auch die Nachspeise. Ganz satt werde ich davon nicht. Aber ich habe in den letzten drei Wochen ausreichend köstliches Essen zu mir genommen, da komme ich auch einmal mit einer kleineren Portion aus. Inzwischen ist es schon 21 Uhr, und das Licht im Flieger wird abgedreht. Doch an richtigen Schlaf ist nicht zu denken. Ich kann nicht gut im Sitzen schlafen. Gerade, als ich doch etwas eingenickt bin, gerät das Flugzeug in Turbulenzen. Wir fliegen durch eine Wolkendecke, und es rüttelt uns ziemlich durcheinander. So sehr, dass sich sogar einige Reihen vor mir ein Passagier mit empfindlichem Magen übergeben muss. Irgendwie vergeht auch diese Nacht und ich bin froh, als um vier Uhr Ortszeit die Lichter wieder angehen. In eineinhalb Stunden werden wir landen, doch vorher gibt es noch Frühstück. Oh, wie gut der Kaffee schmeckt, gleich fühle ich mich fitter. Außerdem finde ich Obststückchen, Käse, zwei Brötchen, Butter und Marmelade auf dem Frühstückstablett. Eine kleine warme Pastete, gefüllt mit Schafkäse, gibt es auch. Neben der Pastete ist ein Klecks Marmelade oder Fruchtmus. Ich kann es nicht genau identifizieren. Was mache ich jetzt? Ich bin hungrig! Kurz entschlossen kratze ich mit dem Messer die Marmelade vom Teig – das geht für mich gerade noch als zuckerfrei durch – und lasse mir die Pastete schmecken.

In Lissabon angekommen, steht uns die große Verabschiedung bevor. Wir drei fliegen in verschiedene Richtungen. Claudia zurück nach Zürich, Christophe nach Toulouse und ich nach Wien. Die beiden haben bald ihren Anschlussflug und nach vielen Umarmungen und dem Versprechen auf ein Wiedersehen bin ich allein. Ich muss ganze sieben Stunden auf meinen Flug zurück in die Heimat warten. Zeit, mich etwas im Transitraum des Terminals umzusehen. Er ist riesig, hat über 40 Gates und dazwischen massenhaft Geschäfte und Cafés. Ich schlendere durch ein paar Geschäfte, doch bald bin ich überfordert. Überall gibt es Schokolade, Kekse, und andere Spezialitäten, die von Zucker nur so triefen. Keine einzige gesunde Alternative, die für mich infrage kommen würde. Anscheinend liegt hier niemandem die Gesundheit der Menschen am Herzen. Natürlich gibt es auch Essen ohne Zucker. Doch das sind Burger oder riesige Sandwiches aus Weißbrot. Ich frage mich ernsthaft, ob das beabsichtigt ist.

Warum gibt es hier keinen Bioladen? Oder ein Geschäft mit Obst? Menschen, die oft übermüdet und vom Jetlag geplagt durcheilen, würde so etwas guttun. Ich wünsche mir eine Welt, in der wir uns nicht mit kiloschweren Säcken voller Süßigkeiten herumschlagen müssen, und wo Handtaschen nicht eine halbe Monatsmiete kosten, denke ich etwas betrübt. Vielleicht bin ich naiv, wenn ich denke, dass es anders werden könnte. Oder erwarte ich das Unmögliche von unserer Gesellschaft? Kann ich als einzelner Mensch überhaupt etwas bewegen? Kann ich Menschen dazu bringen, bewusster und liebevoller mit ihrem Körper umzugehen? Ich weiß es nicht. Was ich jedoch weiß, ist, dass ich immer nur bei mir ansetzen kann. Ich kann durch mein Essverhalten und mit dem achtsamen Umgang mit meiner Gesundheit als Vorbild wirken. Durch meine eigene Erfahrung, über die ich in meinem ersten Buch »*Braucht die Seele Apfelstrudel?*« geschrieben habe, weiß ich, wie schwierig es ist, einen gesunden Zugang zum Essen zu finden. Ich habe lange gegen mich gekämpft und fühle mit jedem Menschen, der es ebenso tut. Ein ganz kleiner Beitrag, doch ein wichtiger. Ich kann nicht beeinflussen, wie die Welt denkt, aber ich habe es in der Hand, wie ich über mich und die Welt denke. Das stimmt mich versöhnlich.

Ich kaufe eine Flasche Wasser, setze mich bequem auf eine Bank, nehme meinen Block aus dem Handgepäck und beginne zu schreiben. Schreiben bringt mich immer in eine gute Stimmung, lässt neue Ideen aus mir herausfließen und ordnet gleichzeitig meine Gedanken. Und ich kann damit die Wartezeit gut überbrücken.

Ein paar Stunden, einige Runden durch die Flughafenhalle und einen Kaffee später trete ich endlich die letzte Etappe meiner Reise an. Ich bin sehr müde, esse hungrig den Snack, der mir serviert wird. Morgen kann ich wieder das einkaufen und kochen, was ich liebe. Schon im Flieger schreibe ich einen Einkaufszettel. Darauf finden sich Äpfel, verschiedene

Gemüsesorten, Parmesan, Tomatensugo und Tofu. Und ganz wichtig: eine große Packung marokkanischer Königsdatteln. Die werden mir die letzten 21 zuckerfreien Tage versüßen.

Nach einer durch Nebel bedingten verzögerten Landung bin ich endlich wieder in der Heimat. Übermüdet von der langen Reise fahre ich in meine Wohnung, packe die Koffer aus uns schlafe über zwölf Stunden. Am nächsten Tag kommen mir die letzten Wochen in Brasilien schon wie ein Traum vor. Der Alltag hat mich in kürzester Zeit wieder eingefangen. Schnell gewöhne ich mich an meine Pflichten, meine Termine und das kalte Wetter. Es ist Mitte November und die verrückte Vorweihnachtszeit hat schon voll eingesetzt. Doch ich gehe mit einem Lächeln durch den Tag – ich möchte mir den inneren Frieden und das schöne Gefühl in mir, das ich in Brasilien wiederentdeckt habe, für immer bewahren.

Nicht im Traum kann ich mir vorstellen, dass ich bald alle wichtigen Erfahrungen der letzten Wochen, ohne es zu merken, unter einen kleinen Zuckerberg und in der alten Bequemlichkeit meines Lebens vergraben werde. Doch ich werde auch wieder alles hervorholen – und mein Leben für immer verändern.

Teil III
Wieder auftauchen: den Weg zu Ende gehen

Verrückte, zuckerreiche Vorweihnachtszeit

Es ist Ende November und viele Menschen sind bereits mitten im vorweihnachtlichen Trubel. Ich habe schon vor einigen Jahren beschlossen, die Verrücktheit von Weihnachten nicht mehr mitzumachen. An Menschen, dir mir am Herzen liegen, verschenke ich am liebsten Kleinigkeiten wie zum Beispiel selbst gemachte Kekse oder Pralinen. Mit meinen Geschwistern spiele ich das »Engerl-Bengerl-Spiel«, das sicher viele aus ihrer Kindheit kennen. Meine vier Schwestern, mein Bruder und ich schreiben unsere Namen auf kleine Zettel und jeder zieht einen davon. Nachdem wir in verschiedenen Bundesländern leben und uns selten alle gemeinsam sehen, kann schon einmal stellvertretend eine andere Person ziehen, die dann die Informationen weitergibt. So bekommt jeder von einem Geschwisterteil zu Weihnachten ein Geschenk. Das gemeinsame Austauschen und Auspacken der Geschenke ist immer mit viel Freude und Gelächter verbunden.

Auf Weihnachtsfeiern gehe ich schon lange nicht mehr, auch Punschpartys lasse ich aus. Ich nehme mich ganz zurück aus der Hektik, dem Lärm und dem Konsumrausch. Nach drei Wochen Nichtstun in Brasilien hat sich sowieso viel Arbeit angehäuft. Deshalb habe ich heuer nicht einmal Zeit, einen Weihnachtsmarkt zu besuchen. Doch so sehr ich versuche, mich aus dem ganzen Trubel herauszuhalten, ganz so einfach ist es doch nicht. Ich bin viel in der Stadt unterwegs und die hektische Vorweihnachtsstimmung färbt manchmal auf mich ab.

Gerade um diese Zeit des Jahres hat nicht nur der Trubel, sondern auch der Zucker Hochsaison. Im Supermarkt stehen regalweise Weihnachtsschokolade, Lebkuchen und andere Bäckereien, Weihnachtsmänner und allerhand Figuren aus Schokolade, Marzipan oder Kuchen. Christbaumbehang aus Zuckermasse oder Nougat, in buntes Papier eingewickelt, runden das Sortiment ab. Da werden die Einkaufswägen gefüllt mit diversen Sorten von Lebkuchen und Spritzgebäck, um ja ausreichend für das große Fest vorrätig zu haben. Wenn nicht schon vorher alles aufgegessen wird. In den Bäckereien locken Nikolaus und Krampus als süße Teiggestalten, in den Einkaufsstraßen haben sich kleine Hütten angesiedelt, wo es nicht nur überzuckerten Punsch gibt, sondern Süßes in jeglicher Form. Würde man in die Büros dieser Stadt hineinsehen können, könnte man in den Schreibtischladen, Kaffeeküchen und Kantinen so einiges an süßem Gebäck und Schokolade ausfindig machen. Süß, süß, süß. Es ist verrückt, wie wir dermaßen mit Zucker überflutet werden. Wenn dann Weihnachten vorbei ist, werden die Kekse durch rosa Marzipanschweinchen als Glücksbringer fürs neue Jahr abgelöst. Später werden die gezuckerten Faschingskrapfen kommen, um nach einer ziemlich kurzen Pause von den Schokoosterhasen und Geleeeiern des nahenden Osterfestes verdrängt zu werden. Mir ist unbehaglich zumute, während ich diesen Gedanken an den Zuckerüberfluss nachhänge. Die Mäßigkeit, der wahre Genuss und die Freude an einer kleinen Leckerei sind in unserer Zeit schon lange verloren gegangen. Traurig eigentlich.

Aber vielleicht fällt es nur mir so sehr auf, weil ich in der Zwischenzeit auf alles Süße, Zuckerhaltige sensibilisiert bin. Ich glaube, man nennt das »Gesetz der Resonanz«. Als meine Schwester Paula ihr erstes Kind erwartete, sah ich überall schwangere Frauen in der Stadt herumlaufen. Die waren mir vorher nie aufgefallen. Als Paula dann ihren ersten Sohn bekam und ich als stolze Tante auch meine Runden mit dem Kinderwagen drehen durfte, sah ich überall Mütter mit Kinderwägen.

Jetzt, wo ich mich seit fast 100 Tagen mit Zucker auseinandersetze, präsentiert sich überall Zucker. Vielleicht ist es ja wirklich nicht nur die Weihnachtszeit, sondern meine intensive Beschäftigung mit Zucker, die meine Wahrnehmung verändert hat. Das ist durchaus möglich, ich brauche nur an meine Beziehung zu Fleisch denken: Ich habe keine. Seit über 20 Jahren ernähre ich mich vegetarisch, und somit sind Fleischgerichte ganz aus meinem Horizont verschwunden. Fleisch hat keine Bedeutung für mich, ich habe keinerlei Anhaftung an das Essen von Fleischspeisen. Fleisch war jedoch nie wirklich wichtig für mich, schon als Kind habe ich lieber die Beilage gegessen. Deshalb war die Entscheidung, vegetarisch zu leben, kein großer Verzicht. Wenn ich in den Supermarkt einkaufen gehe, merke ich gar nicht, dass es eine Fleischtheke gibt. Oder ein ganzes Kühlregal mit Fleisch und Wurst. Die langen Regale mit Süßigkeiten aber fallen mir sehr wohl auf. Ich habe also eine deutliche Affinität zu Süßem, vielleicht auch nicht nur, weil ich mich damit so intensiv beschäftigt habe, sondern weil Süßigkeiten durchaus problematisch für mich sein können. Momentan esse ich keinen Zucker. Aber wie wird es sein, wenn ich es mir wieder erlaube? Wie werde ich damit umgehen?

Mein Wunsch wäre, dass auch Zucker ganz aus meinem Bewusstseinsfeld verschwindet, so wie Fleisch. Dass er mir egal wird und ich jegliche emotionale Bindung an Süßigkeiten verliere. Ich weiß nicht, ob das jemals so sein wird. Denn Zucker verfolgt mich in der Zwischenzeit – auch wenn ich ihn nicht esse, ein neutrales Lebensmittel ist er für mich noch immer nicht. Das hängt durchaus damit zusammen, dass Zucker eine besondere Wirkung auf unser Gehirn hat, wie ich im ersten Kapitel schon beschrieben habe. Außerdem haben die meisten von uns eine andere Beziehung zu Süßigkeiten, die oft mit schönen Kindheitserinnerungen gekoppelt sind. Ich habe noch nie davon gehört, dass jemand als Kind mit einem Stück Fleisch statt mit Schokolade getröstet oder belohnt wurde. Zucker hat also bei den meisten von uns eine besondere Stellung in unserem Leben.

Zuckerkarriere – süß von klein auf

»Du musst unbedingt etwas darüber schreiben, wie schwierig es ist, Kinder von dem ganzen Zuckerzeug fernzuhalten«, sagt meine Schwester Paula mit Nachdruck. Paula, Mutter von drei kleinen, lebhaften Jungs, hat so ihre Erfahrungen damit gemacht – und nicht die allerbesten. »Überall, wo ich mit den Kindern hingehe, stehen Süßigkeiten herum. Letztens war ich in der Apotheke, um Hustensaft für den Kleinsten zu holen. Und da gab es Bonbons und Kaugummi vor der Nase von Timon, den ich mitgenommen hatte. Auch wenn man zur Post geht, stehen seit Neuestem direkt in Augenhöhe der Kinder Schokoriegel auf einem Regal angeordnet. Von der Supermarktkassa bin ich es sowieso schon gewöhnt, dass es ein Drama gibt, wenn ich mich in der Schlange anstelle und die Kinder die Süßigkeiten in Griffnähe vor sich stehen haben. Natürlich wollen sie dann etwas zum Naschen!«

Kürzlich war Paula mit ihrem vierjährigen Sohn im »Haus des Meeres«, einem Zoo mit Meeresbewohnern. Timon liebt es, die bunten Fische in den Aquarien zu beobachten und die beiden haben schon einige entspannte Stunden dort verbracht. Doch diesmal war es anders. Obwohl es mitten im Winter ist, hatte man eine Eistruhe in den Eingangsbereich gestellt. Die Fische waren gar nicht mehr interessant. »Mami, ich will ein Eis«, quengelte Timon. Doch Paula blieb hart. »Nein!« Nur weil eine Eistruhe herumsteht, gibt es kein Eis – überhaupt bei Minustemperaturen. Das Ergebnis war ein sich am Boden wälzender, weinender Blondschopf, und Paula musste einige böse Blicke von den umstehenden Menschen aushalten. »Diese Rabenmutter«, dachten vielleicht einige davon. »Gönnt ihrem süßen Sohn nicht einmal ein kleines Eis.«

Zucker ist zu einem Problem geworden. Früher war es anders, da gab es noch keine Zuckerflut in den Supermärkten und den Haushalten. In meiner Kindheit waren Süßigkeiten rar. Wenn es etwas Süßes gab, dann war es Bestandteil einer Mahlzeit: Manchmal gab es Pudding zum Nachtisch, und am Sonntag einen Gugelhupf oder Striezel zum Frühstück. Zu besonderen Anlässen wie Geburtstagen freuten wir uns über Torte und natürlich über die Kekse zu Weihnachten. Süßes war etwas Besonderes und Bestandteil von Festen und Feiern. Doch es gab kein tägliches Naschen. Wenn ich am Nachmittag etwas essen wollte, war die Standardantwort meiner Mutter: »Hol dir einen Apfel aus dem Keller.« Ich bin meiner Mutter sehr dankbar dafür, dass sie meine Geschwister und mich immer mit gesundem Essen versorgt und uns nicht mit Süßigkeiten vollgestopft hat.

Jedes Jahr zu Ostern waren wir bei unserer Großtante Frieda eingeladen. Sie hatte rote Haare, ein schönes Haus mit einem großen Garten und war unglaublich nett. Während die Erwachsenen im Haus saßen und wichtige Gespräche führten, tobten wir Kinder mit unseren Cousins und Cousinen durch den Garten. Der Höhepunkt jedoch war, wenn beim Abschied jeder von uns ein Säckchen bekam, an dessen Inhalt ich mich nach all diesen Jahren noch genau erinnern kann. Drinnen befanden sich ein großer, rotbackiger Apfel, eine Banane, eine Packung Schnitten, eine Tafel Schokolade und viele bunte, kleine, mit Gelee gefüllte Zuckerostereier. Für mich als Kind war diese Fülle an Leckereien eine unglaubliche Kostbarkeit. So viele Süßigkeiten auf einmal! Ich verbarg das Säckchen unter meinem Kopfpolster, um vor dem Schlafengehen davon zu naschen. Die Süßigkeiten waren bald weg. Wenn ich heute daran zurückdenke, erkenne ich, dass ich schon damals die körperliche Wirkung von zu viel Zucker erfahren habe: das sofortige Wohlgefühl und das Verlangen nach mehr.

Heute verbinde ich Süßes mit schönen Kindheitserinnerungen, mit gemeinsamem Feiern und Lachen und der Geborgenheit der Familie. Doch da Zucker und Süßigkeiten in meiner Kindheit nicht ständig präsent waren – so wie wir es heute bei vielen Familien erleben –, war immer ein gesundes Maß und ein gesunder Zugang dazu vorhanden. Meine Beziehung zu Süßem ist nicht neutral, sie ist mit vielen positiven Aspekten besetzt. Kein Wunder, dass ich mir später, wenn das Leben für mich schwierig wurde, die Momente des Glücks mit Schokolade oder Eiscreme herholen wollte. Und dabei in eine richtige Zuckersucht hineinglitt.

Wir leben heutzutage in einer sogenannten »toxic environment«, einer vergifteten Umwelt. Viele unserer Lebensmittel sind nicht mehr natürlich, so wie sie es zur Zeit unserer Großeltern oder Urgroßeltern waren. Auch unser Ernährungsverhalten hat sich verändert. Für die Mutter bleibt häufig keine Zeit, um frisch zu kochen, die Mahlzeiten werden oft nicht mehr gemeinsam als Familie zelebriert, sondern jeder nimmt sich etwas aus dem Kühlschrank, wann immer er Lust hat. Überall gibt es Fastfood und Süßigkeiten zu kaufen, und schon die Kleinsten werden mit gut durchdachten Werbespots dazu animiert, Junkfood zu essen.

Sich in dieser Umgebung und dem vorherrschenden Ernährungsdschungel zurechtzufinden, ist oft nicht einfach. Dass wir überall und ständig Zugriff zu dem süßen Naschwerk haben, wird tatsächlich immer mehr zu einem Problem. Während wir Erwachsenen uns bewusst dafür entscheiden können, nein zu dieser Fülle an Verlockungen zu sagen, sind unsere Kinder der sehr gewieften Manipulation der Werbung hilflos ausgesetzt. Es werden sogar »Kinderlebensmittel« hergestellt. Diese sind speziell auf die Bedürfnisse der Kleinen abgestimmt, so die Erklärung der Lebensmittelindustrie. Ob unsere Kinder diese übersüßten und oft auch sehr fetten Produkte der Industrie brauchen, sei infrage gestellt. Es ist schon richtig, die meisten Kinder lieben es, süß zu essen. Der Hang zum Süßen ist uns angeboren, denn süß bedeutet – wie wir herausgefunden haben – gleichzeitig schnell verfügbare Energie und sichert somit unser Überleben. Die Muttermilch ist süß und enthält alles, was das Baby braucht, um zu wachsen und kräftig zu werden. Muttermilch ist das optimale Lebensmittel und kann nicht verbessert werden. Die Herausforderung beginnt dann, wenn Kinder anfangen zu essen. Oft sind Mütter überfordert, weil die Kleinen nicht essen wollen oder nicht das essen, was sie ihnen vorsetzen. Sie deswegen mit Süßem zu füttern, ist aber auch nicht die Lösung.

Es erfordert Zeit, sich mit gesunder Kost und bewusster Ernährung auseinanderzusetzen. Zeit, die oft knapp ist. Doch wir dürfen die Verantwortung für unsere Ernährung nicht an die Lebensmittelindustrie abgeben. Unsere und unserer Kinder Gesundheit und das Wohlbefinden stehen auf dem Spiel. Übergewicht und Diabetes sind bei Kindern im Ansteigen. Auf der anderen Seite beginnen zehnjährige Mädchen mit Diäten und die Anzahl der Essstörungen ist sowohl bei Burschen als auch bei Mädchen im Ansteigen. Eine Entwicklung, die uns nachdenklich stimmen sollte.

Wir dürfen nicht die Hände in den Schoß legen und hilflos zusehen.

Jeder kann für sich und innerhalb der Familie kleine Veränderungen anstreben, sei es in Bezug auf die Zubereitung der Speisen, oder wieder gemeinsam an einem Tisch zu sitzen und Essen zu einem schönen, physisch und geistig nährenden Erlebnis zu machen. Was wir unseren Kindern an Nahrung geben, liegt an uns. Wir können die Kleinen zu Zucker-Junkies erziehen oder ihnen vernünftige Regeln beibringen, indem wir ihnen einen bewussten und gesunden Zugang zum Essen vorleben. Kinder müssen erst lernen, ihre Grenzen auszuloten. Sie leben in ihrer Kinderwelt, und diese bedarf des Schutzes und der Führung. Ihnen Zucker zu verbieten, ist der falsche Weg. Besser wäre es, wenn wir in unseren Familien Bewusstheit für einen vernünftigen Umgang mit Essen und Süßigkeiten schaffen. Für die Gesundheit unserer Kinder und für unsere eigene.

Weggefährten gegen Zucker

Es ist Anfang Dezember und in der Zwischenzeit mein 93. Tag ohne Zucker. In einer Woche habe ich also mein Ziel erreicht, mein Experiment »100 Tage zuckerfrei« ist dann abgeschlossen. Dr. Matthai, dessen einjähriges Experiment ich weiter vorne erwähnt habe, hat drei Monate hinter sich, und aus diesem Anlass »Leidensgenossen« in seine Praxis zu einem gemeinsamen Austausch eingeladen. Er hat, wie ich, die Erfahrung gemacht, wie oft Zucker in den verschiedensten Formen in Lebensmitteln versteckt ist. Nicht nur im Senf, dem Salatdressing und Dosenfrüchten. Sondern auch in vielen Fertigprodukten, in denen man Zucker nicht vermutet.

Ich bin neugierig, als ich mich am Nachmittag zur Praxis von Dr. Matthai aufmache. Wir haben das gleiche Ziel: mehr Bewusstheit in das Ernährungsverhalten der Gesellschaft zu bringen, jeder mit seinem eigenen, ganz persönlichen Zugang. Durch die Hektik der Vorweihnachtszeit haben einige Leute den Termin wieder abgesagt, und wir sind ein nettes Grüppchen von sechs Personen, die in seiner Praxis ihre Erfahrungen austauschen. Es gibt Kräutertee und – ich staune – allerlei süßes Gebäck. Dr. Matthai hat einen kleinen, kürzlich eröffneten Laden entdeckt, in dem eine junge Unternehmerin selbst gemachte, nur mit natürlichen Zutaten hergestellte Produkte anbietet. Die Gäste genießen Konfekt aus Trockenfrüchten und Nüssen, Kekse mit Ahornsirup oder Agavendicksaft gesüßt. Alles sieht zum Anbeißen aus, doch für mich ist es – noch – tabu. Irgendwie schade, gerne hätte ich ein kleines Konfekt gekostet, denn es wirkt sehr ansprechend. Aber ich bleibe hart und nehme mir vor, diesen Laden nach Ablauf meines Experimentes aufzusuchen und mir eine kleine Leckerei auszusuchen.

Auch ein Lebensmitteltechnologe ist dabei, der Produkte mit Birkenzucker präsentiert und obendrein einige Kostproben mitgenommen hat. Es gibt in der Zwischenzeit schon Müslimischungen, Fruchtaufstriche, Kekse, Bonbons, Kaugummi und sogar Schokolade, die mit Birkenzucker gesüßt werden. Was ich persönlich sehr spannend finde, ist, dass sogar Zahnpflegeprodukte mit Birkenzucker hergestellt werden. Xylit sorgt angeblich für ein basisches Milieu im Mundraum und hemmt nachhaltig das Wachstum von Kariesbakterien. Der nette Lebensmitteltechnologe erzählt uns, dass er sich öfters mit dem Kauen von etwas Birkenzucker hilft, wenn er zwischendurch seine Zähne pflegen möchte. Wir sind alle sehr interessiert und hören gespannt zu. Wäre Birkenzucker Ersatz für unseren Haushaltszucker? Ich habe ja schon eine Packung davon zu Hause im Schrank stehen, weiß aber noch immer nicht, wie er schmeckt. Von den Proben nehme ich mir eine mit Birkenzucker gesüßte Tafel Schokolade mit, die ich nach meiner zuckerfreien Zeit verkosten werde.

Jeder aus der Gruppe erzählt über seine Motivation, sich eine Zeit lang ohne Zucker zu ernähren, und die Erfahrungen, die er dabei macht. Eine Dame hat sich dazu entschieden, weil sie abnehmen möchte, und sie hat schon einige Kilos verloren. Eine andere Dame erzählt davon, dass sie begonnen hat, jeglichen Zucker aus ihrer Ernährung zu streichen, weil er ihr körperlich überhaupt nicht guttut. Seit sie zuckerfrei isst, hat sie keine Heißhungerattacken mehr, dafür aber wesentlich mehr Energie. Über die täglichen Herausforderungen der Zuckerabstinenz wird auch geredet: dass die Zutatenlisten der Lebensmittel im Supermarkt genau studiert werden müssen. Darüber, wie der versteckte Zucker uns dazu motiviert, selbst zu kochen und auf Fertiggerichte zu verzichten. Und dass es fast gruselig ist, wie sehr uns die Lebensmittelindustrie mit zuckerreichen Lebensmitteln überflutet. Jeder von uns ist in vielerlei Hinsicht gefordert, gegen den Zuckerstrom zu schwimmen. Während wir Tee trinken und manche von uns die Leckereien probieren, tauschen wir uns interessiert aus. Über eine Sache sind wir uns alle einig: Den Zucker in der Ernährung wegzulassen, trägt eindeutig zum Wohlbefinden bei, sowohl zum körperlichen als auch zum psychischen. Über den wahren Gewinn eines zuckerfreien oder zuckerarmen Lebens werde ich im letzten Kapitel noch genau eingehen.

Wieder zu Hause haben meine beiden Schwestern Simone und Zoe, die für zwei Tage auf Besuch sind, den Kamin eingeheizt und sitzen entspannt beim Tisch. Genussvoll knabbern sie Kartoffelchips. Seit sie dem Zucker abgeschworen haben, haben sie Salzgebäck als kleine Nascherei für zwischendurch entdeckt. Die beiden wissen selbst, dass es nicht die beste Wahl ist, aber wer ist schon perfekt? Wenigstens achten sie darauf, dass kein Zucker zugesetzt ist. Auf Zucker zu verzichten, fällt meinen beiden Schwestern nicht so schwer, wie sie dachten. Sie achten darauf, dass sie nicht hungern und sehen das Weglassen von Zucker nicht als Verzicht, sondern als Vorteil für ihre Gesundheit. »Hin und wieder habe ich Verlangen nach Schokolade«, meint Zoe, »aber dann esse ich einen Apfel, das geht genauso.« Auch Simone ist diszipliniert und lässt die Süßigkeiten links liegen. »Es geht viel besser, als ich geglaubt habe. Die ersten paar Tage musste ich sehr achtsam sein, um nicht zur Süßigkeitenlade zu gehen, aber in der Zwischenzeit denke ich gar nicht mehr daran.« Simone und Zoe haben, genauso wie ich, die Erfahrung gemacht, dass meist der Gedanke an Zuckerverzicht viel schwieriger klingt, als die Umsetzung dann tatsächlich ist. Wenn man einmal in dem Prozess des Zuckerweglassens ist, dann wird Zucker ausgeblendet. Wir lassen den Abend gemütlich plaudernd mit einer Tasse Tee ausklingen.

Endspurt: der Keksebacktag

Ich zähle inzwischen schon die Tage, die ich noch zuckerfrei verbringen »muss«. Nur ein kleines Stückchen Schokolade oder ein Teelöffel Honig in den Tee. Ich vermisse meinen Chai-Tee, der mir ungesüßt nicht schmeckt. Es sind die kleinen Genuss-Aspekte und Rituale, die mir abgehen. Ich bin während dieser 100 Tage des Experiments doch oft in einem »Auf-der-Hut-sein-Zustand«, damit ich nicht in irgendeiner Speise unabsichtlich Zucker zu mir nehme. Erst jetzt merke ich, dass auch eine gewisse Anspannung in mir ist. Ich möchte mich zurücklehnen und einfach nur das Essen genießen und nicht ständig achtsam sein. Es ist meine innere

Rebellin, die sich meldet. Sie ist es, die mich zum Zählen der Tage animiert.

Heute ist der 7. Dezember, mein 98. Tag ohne Zucker. So knapp vor dem Erreichen meines Zieles habe ich noch einmal eine Herausforderung auf meinem Weg: ein Keksebacktag. Es ist zur Tradition geworden, dass an einem Samstag im Advent meine Freundin Tara zum großen Backtag in ihre geräumige Küche einlädt. Ich bin jedes Jahr mit großer Begeisterung dabei, denn Backen gehört zu meiner Leidenschaft. Ich liebe den Duft der verschiedenen Gewürze, wenn sie sich in der Wärme des Raumes ausbreiten. Es erfüllt mich mit großer Freude, einen Teig zuzubereiten, zu sehen, wie sich aus den verschiedenen Zutaten eine geschmeidige Masse bildet, aus der schließlich kreative Kunstwerke entstehen. Backen hat, genauso wie Kochen, etwas Archaisches, Verbindendes. Für mich gibt es nichts Schöneres, als gemeinsam mit Menschen, die mir am Herzen liegen, in der Küche zu stehen und kreativ zu sein. Auch diesmal hat sich ein kleines Grüppchen von Freunden und Familienmitgliedern eingefunden, um gemeinsam den Tag auf diese schöne Weise zu verbringen. Damit wir nicht hungrig mit dem Backen starten, hat Tara ein köstliches Frühstück vorbereitet. Sie kocht wunderbar und mit großer Hingabe. Ich habe bei ihr noch nie etwas gegessen, was mir nicht geschmeckt hat. Wir lassen uns den Hirseauflauf, den Süßreis mit Nüssen und das Traubenkompott schmecken. Tara hat extra wegen mir keinen Zucker für die Frühstücksgerichte verwendet, wer es zu wenig süß findet, kann mit dem bereitgestellten Honig oder Ahornsirup nachhelfen.

Nach einem kleinen Kaffee zum Abschluss sind wir gestärkt und guter Dinge und versammeln uns voller Spannung in der Küche. Was wird heuer gebacken? Lebkuchen natürlich, der ist immer dabei. Den Teig dazu hat meine Freundin schon am Vorabend zubereitet, denn er muss über Nacht rasten. Dunkel und samtig liegt eine riesige Teigkugel in einem Behälter und wartet darauf, von uns ausgerollt und mit Keksformen ausgestochen zu werden. Taras Neffe greift schon zum Nudelholz, ihre Nichte beginnt, Walnüsse zu knacken. Auch ich suche mir einen freien Platz, nehme einen großen Teigklumpen und mache mich daran, den Teig auszurollen. Für das erste Blech Kekse wähle ich einen herzförmigen Ausstecher – Herzen als Symbol für unser Miteinander und für den Weihnachtsfrieden. Auch die anderen haben alle eine Beschäftigung gefunden. Zutaten werden abgewogen, Getreidekörner werden in der Mühle gemahlen, Teige geknetet. Neben dem Lebkuchen stehen noch Ingwer-Zitronenkekse, Malteserstangerl und Dinkeltaler auf dem Programm. Außerdem Dattelkonfekt, das mit Marzipan gefüllt und einer halben Walnuss verziert wird. Der aufkommende Duft der ersten, frisch gebackenen Kekse vermischt sich mit fröhlichem Geplauder und Lachen. Man merkt, dass sich alle wohlfühlen.

Die fertigen Kekse werden mit großem Hallo verkostet. Ich darf nicht. Bin ich deswegen traurig oder frustriert? Ich spüre in mich hinein. Nein, keineswegs. Ich bin so erfüllt von diesem schönen Tag, dieser Runde von herzlichen Menschen, dass ich gerne auf das Naschen verzichte. Trotzdem, irgendwie sind meine Gefühle ambivalent. Ich freue mich auf das Ende des Projektes und habe gleichzeitig etwas Angst davor, meine Regel »zuckerfrei leben« wieder aufzugeben. Die klare Linie im Umgang mit Zucker fällt wieder weg. Das schafft zwar Freiheit, bringt aber auch Verantwortung zurück. Die Verantwortung, mit Zucker auf eine gesunde Weise umzugehen.

Noch habe ich die Regel »zuckerfrei« und das hat auch einen großen Vorteil: Ich nehme die Umgebung viel bewusster wahr, die Stimmung der Menschen. Ich bin nicht abgelenkt durch Gedanken, wie »Ein letztes Keks noch, dann ist es genug«. Oder: »Habe ich schon alle Sorten durchgekostet?« Oder vielleicht: »Wenn ich mich da durchnasche, muss ich das Abendessen streichen«. Ein möglicher Gedanke wäre auch: »Da wird morgen die Hose aber knapp sitzen, wenn ich noch ein paar Kekse mehr esse«. Meine Gedanken springen nicht wie verrückt herum und lenken mich dadurch ab. Bringen mich nicht weg vom jetzigen Moment. Ich nehme den Augenblick so wahr, wie er ist, rieche den Duft des frisch geriebenen Ingwers, höre das Klappern der Backbleche und spüre, wie meine Wangen von der Wärme, die aus dem Backofen strömt, erhitzt sind. Mein Körper ist wach und trotzdem in einer friedlichen Stimmung. Er muss sich nicht mit der Verarbeitung von Zucker auseinandersetzen. Ein gutes Gefühl. Es ist das Gefühl von Freiheit, das ich intensiv wahrnehme. Frei vom Drang, Süßes essen zu wollen. Diesen Drang hatte ich früher öfters, und mit dem Drang kam der Kampf. Dann musste ich eine Entscheidung treffen: zugreifen oder nicht, genießen oder nicht. Oder es kam gar nicht erst zum Kampf, weil schon vorher der Impuls siegte und somit die Unbewusstheit. Jetzt nehme ich dieses Freiheitsgefühl ganz bewusst in mich auf – welch schöne Erfahrung!

Später stellen wir alle Kekse auf den großen Tisch, jeder nimmt sich davon und befüllt die mitgebrachten Dosen. Wir plaudern, trinken Tee und bewundern unsere Kunstwerke. Ich bin ausgefüllt mit schönen Erlebnissen, als ich mich von meinen Freunden verabschiede. Entspannt marschiere ich in der einbrechenden Abenddämmerung zurück zu meiner Wohnung. Die Keksdose platziere ich im Vorraum, da ist es am kühlsten. In drei Tagen darf ich dann davon kosten. Ich freue mich auf den bevorstehenden Genuss, aber im Hintergrund schwingt doch eine klitzekleine Angst mit. Werde ich – nach doch 100-tägiger Abstinenz – ein gesundes Verhalten im Umgang mit Süßigkeiten an den Tag legen können? Oder wird das Pendel in die andere Richtung schwingen?

Tag 101 – der erste Tag mit Zucker

Es ist soweit, ich kann es gar nicht glauben. Heute ist der 10. Dezember, und ich habe die vergangenen 100 Tage kein Bröselchen zugesetzten Zucker zu mir genommen! Ich bin ohne mein Magnesiumpulver mit Süßstoff, ohne Kaugummi und ohne meine geliebte dunkle Schokolade ausgekommen. Ohne Honig im Chai-Tee, ohne Stevia im Joghurt. Ich habe 100 Tage keine einzige Praline, keinen Müsliriegel, kein Kokoskipferl, keine Nussecke, keinen Keks, keinen Kuchen, kein Dessert und kein Stück Apfelstrudel mit Zucker genossen. Ich habe mein Getreidefrühstück ohne gesüßte Sojavanillemilch gegessen und auf jede kleine Näscherei zwischendurch verzichtet.

Das ist eine beachtliche Leistung, und ich bin stolz auf mich. Ja, ich darf mir ruhig dazu gratulieren: Mit all den Hindernissen, Verlockungen und der ständigen Präsenz von Süßigkeiten ist es nicht immer einfach gewesen, den Zucker aus meinem Leben zu streichen. Doch ich habe es geschafft und fühle mich rundherum wohl.

Der erste Gang am Morgen führt zu meiner Waage im Badezimmer. Ein bisschen verstaubt steht sie da, wurde sie doch 100 Tage lang nicht benutzt. Ich bin neugierig, ob sich meine Zuckerabstinenz auf der Waage bemerkbar macht. Ja, das tut sie. Die 3 kg, die ich über den Sommer zugelegt hatte, sind weg. Und dann noch ein zusätzlicher Kilo. Also sind insgesamt 4 Kilos weg, auch wenn ich in keiner Weise gehungert oder mir etwas verwehrt habe – außer Zucker natürlich. Die Trockenfrüchte und Nüsse, die ich manchmal zwischendurch oder als Dessert genossen habe, machen sich nicht bemerkbar. Ich habe genau das Gewicht, auf das sich mein Körper einpendelt, wenn ich weder hungere noch zu viel esse.

Doch das Gewicht war nicht der Grund, warum ich mich auf das Experiment der Zuckerabstinenz eingelassen habe.

Ich wollte herausfinden, ob sich durch das Weglassen von Zucker mein Befinden verändert, ob sich mein körperliches und seelisches Wohlbefinden dadurch steigert. Sicher wäre es spannend gewesen, vor und nach dem Experiment meine Blutwerte zu messen und sie zu vergleichen. Doch das habe ich nicht. So verlasse ich mich auf mein Körpergefühl. Ich kann einen eindeutigen Unterschied erkennen, denn ich fühle mich nach diesen 100 Tagen richtig gut, sowohl körperlich als auch psychisch. Meine Heißhungerattacken, die ich früher immer wieder einmal gehabt habe, haben sich ganz verabschiedet. Auch habe ich gemerkt, dass es mir an den Tagen vor meiner Periode viel besser geht. Früher habe ich mich vorher immer wieder unwohl gefühlt, heißhungrig und auch mit leichten Stimmungsschwankungen. Auch diese Symptome sind verschwunden. Ja, ich fühle mich wesentlich ausgeglichener, zufriedener und wacher. Zucker hat sich oft wie ein Schleier über mein Gemüt gelegt, der ist jetzt ganz weg. Ich fühle mich frei. Diese Freiheit hat aber nicht nur etwas mit dem Weglassen von Zucker zu tun, denn ich bin auch in mein Innerstes eingetaucht und habe mich mit meinem Leben auseinandergesetzt. Vor allem mit der – oft fehlenden – Süße in meinem Leben. Ich habe ganz klar die Zusammenhänge erkannt, dass sich der Konsum von Zucker nicht nur negativ auf den Körper auswirken kann, sondern auch unsere Psyche beeinflusst, und dabei im Weg steht, unser Leben in seiner ganzen Fülle auszukosten. Mit diesen 100 Tagen ohne Zucker habe ich mir ein großes Geschenk gemacht. Die zuckerfreie Zeit war sehr lehrreich, sie hat mich verändert.

Könnte ich weitermachen mit einer zuckerfreien Ernährung? Ja, durchaus. Will ich es? Nein! Das Selbstexperiment ist zu Ende, ich werde ab heute das Zuckerverbot wieder aufheben. Ich halte nach wie vor nichts von Verboten, Verbote schränken nur ein und nehmen die Möglichkeit der freien Wahl. Für eine Zeit lang auf jeglichen Zucker zu verzichten, war eine wertvolle Erfahrung, doch jetzt kommt die nächste und vielleicht sogar noch schwierigere Herausforderung: Für mich geht es darum, Zucker wieder in meiner Ernährung zuzulassen, ohne mich davon abhängig zu machen oder mich dadurch unfrei zu fühlen. Denn eines hat sich nicht geändert, und das weiß ich auch: Zucker tut mir nicht gut, wenn ich zu viel davon esse. Wenn ich mit der Menge übertreibe, reagiert mein Körper mit Heißhunger und Unwohlsein, und meine Psyche reagiert mit Gier und möchte mich in die Maßlosigkeit stürzen. Das alles will ich nicht. Aber ich möchte wieder ein Stück Schokolade genießen und außerdem die Kekse kosten, die im Vorzimmer in einer hübschen Dose gelagert sind.

Werde ich das schaffen, frage ich mich. Ich bin etwas nervös, denn ich weiß aus Erfahrung, dass schlechte Gewohnheiten sehr schnell wieder das Kommando übernehmen können. Ich weiß, dass die Grenze zwischen Genuss und Übergenuss leicht übersehen werden kann.

Damit ich den Erfolg meiner 100 zuckerfreien Tage richtig feiern kann und beim sogenannten »Fastenbrechen« nicht allein bin, habe ich am Abend meinen Freund Max zum Tee eingeladen. Ich hole die Vorratsdose mit den selbst gebackenen Keksen aus dem Vorraum und arrangiere die verschiedenen Sorten dekorativ auf einem Teller. Meine Schwester Paula hat mir vor einigen Tagen mit einem schelmischen Lächeln eine kleine Schmuckschatulle zugesteckt. Darin befindet sich, ganz nobel in Seidenpapier eingewickelt, eine Praline. Diese Praline teile ich in zwei Teile, eine Hälfte für Max, eine Hälfte für mich. Ganz andächtig und langsam genieße ich das kleine Stück Schokolade. Es schmeckt einfach himmlisch. Während Max die verschiedenen Sorten der Kekse durchkostet, begnüge ich mich mit einem kleinen Stück Lebkuchen. Ein Stück, das ist die ideale Menge für den wahren Genuss. Im Lebkuchen ist sehr wenig Zucker, das ist genau richtig für den »Wiedereinstieg«. Ich schwelge in der Mischung aus Vollkorn, Gewürzen und Trockenfrüchten.

Damit ich mit Süßem nicht über die Stränge schlage, habe ich mir extra eine »Süßigkeiten-Tabelle« bereitgelegt. Diese verwende ich normalerweise für meine Klientinnen und Klienten, um den Zuckerkonsum zu dokumentieren. Es ist eine Hilfestellung zur Bewusstwerdung, was den ganzen Tag über an Süßem gegessen wird. Jetzt bin ich also meine eigene Klientin und trage die halbe Praline und den Lebkuchen in die Liste ein. Denn so ganz traue ich der wiedergewonnenen Möglichkeit des Naschens nicht. Ich will nicht, dass meine »innere Rebellin« das Ruder übernimmt und möchte sie ein bisschen im Auge behalten. Der Rest des Abends vergeht mit Plaudern und genüsslichem Tee trinken.

Es ist ein schöner Abschluss meines ersten Tages, an dem Zucker wieder erlaubt ist. Noch weiß ich nicht, dass ich wieder in die Zuckerfalle stolpern werde. Noch habe ich keine Idee, wie schnell Süßigkeiten mich wieder im Griff haben werden. Ich bin mir nicht bewusst, dass die schwierigste Aufgabe noch vor mir liegt: ohne Zwanghaftigkeit den Genuss von Zucker in mein Leben zu integrieren. Und vor allem: neue Wege zu gehen und mir mutig und voller Begeisterung die Süße aus dem Leben selbst zu holen.

Die Anziehungskraft der Weihnachtsbäckerei

Die letzten Tage vor den Weihnachtsfeiertagen habe ich viel zu tun und denke gar nicht weiter daran, dass ich ja jetzt wieder freien Zugang zu Zucker habe. Ich nehme mir nicht einmal die Zeit, Schokolade zu genießen. In meinem Vorratsschrank hat sich in der letzten Zeit einiges angehäuft, ohne dass ich es eingekauft habe. Zur Schokolade aus Birkenzucker sind noch zwei weitere Tafeln dunkle Schokolade, eine Schachtel Pralinen und eine Packung Kekse dazugekommen. Alles Geschenke und Mitbringsel von Freunden und Familie. Außerdem stehen noch die selbst gebackenen Kekse im Vorraum. Doch ich habe mir ganz fest vorgenommen, nur mehr bewusst zu naschen, und auch nur dann, wenn ich genug Zeit und Muße dazu habe.

Am letzten Wochenende vor Weihnachten halte ich einen Keksebackworkshop in der Nähe des Hauses meiner Eltern ab. Ich habe die Rezepte abgeändert: Alles wird mit Vollkornmehl gebacken und auch die ursprüngliche Zuckermenge habe ich reduziert. Die Orangentaler, die wir backen, sind ganz ohne Zucker gemacht und bekommen ihre leichte Süße durch die Zugabe von Rosinen. Mit Begeisterung wird von den Teilnehmern gebacken und dann gekostet, das Ergebnis findet großen Anklang. Einer der Teilnehmer, Franz, hat seine Geige mitgenommen. Während wir Tee trinken und die Kekse kosten, spielt er mit Hingabe ein Ständchen. Bevor wir uns alle verabschieden, schmettert er sogar noch ein »O sole mio« für uns. Er hat eine tolle Stimme, wir sind alle ganz gerührt. Wieder einmal muss ich feststellen, dass ein Zusammenkommen und gemeinsames Kochen und Backen viel mehr ist, als Rezepte auszuprobieren und das Ergebnis zu essen. Es ist das Miteinander, das Zusammensein in der Gruppe, in die sich jeder einbringen kann. In der sich jeder Einzelne beachtet, genährt fühlt. Dabei geht jedem von uns das Herz auf und wir berühren einander mit der Liebe und dem Geist der Gemeinschaft. Heute spüre ich es besonders, da auch die Weihnachtsstimmung mitschwingt. Am Land wird noch viel ursprünglicher gefeiert, mit mehr Freude und Zusammengehörigkeitssinn. Stress, Hektik und Konsumrausch der Stadt haben noch nicht Einzug gefunden. Am Land ist die Vorweihnachtszeit leiser, stiller, besinnlicher. Ich bin sehr dankbar für diese wunderschöne Erfahrung. Voller Freude, und jeder mit einer gefüllten Keksdose versorgt, wünschen wir einander schöne Feiertage und verabschieden uns.

Ich bleibe bis zum nächsten Tag bei meinen Eltern. Meine Mutter hat schon die verschiedensten Sorten Kekse gebacken, die in einem kühlen Zimmer im Haus lagern. Das Zimmer ist abgesperrt, der Schlüssel in einer Lade versteckt. Das ist ein Überbleibsel aus meiner Kindheit und war damals eine Vorsichtsmaßnahme, damit meine Geschwister und ich nicht heimlich den Keksvorrat reduzierten. Auch einen Weihnachtsstollen hat meine Mutter schon gebacken, den liebe ich besonders. Niemand macht ihn besser als meine Mutter und ich freue mich schon darauf, ihn auch heuer wieder zu probieren. Mit Keksen und Weihnachtsstollen bepackt, fahre ich am nächsten Tag wieder zurück in die Stadt.

Ich komme am frühen Nachmittag in meine Wohnung zurück, packe meine Tasche aus und atme einmal ganz tief durch. Endlich habe ich Zeit zum Entspannen. Und auch Zeit, in aller Ruhe Süßes zu essen. Ich nehme meinen schönsten Teller und drapiere die selbst gebackenen Kekse und die Kekse meiner Mutter darauf. Dann schneide ich noch eine dicke Schnitte vom Weihnachtsstollen ab. Ich mache mir Tee und suche mir aus meiner kleinen DVD-Sammlung einen Film, den ich mir anschauen möchte. Ich weiß, es ist nicht die beste Idee, so viel Süßes auf einmal zu essen, schon gar nicht nach über 100 Tagen Zuckerabstinenz. Doch ich möchte es. Was soll's, denke ich. Ich habe so lange darauf verzichtet, jetzt darf ich ruhig einmal zuschlagen. Ich will endlich einmal faul sein, am Sofa entspannen, den Film anschauen und dabei Stück für Stück die süßen Verlockungen im Mund zergehen lassen. Ohne schlechtem Gewissen und ohne, dass ich mich dafür schäme. Diese Zeiten sind vorbei, denke ich mit großer Erleichterung. Essen soll in meinem Leben kein Auslöser oder Grund für Schuld- und Schamgefühle sein, auch nicht Zucker. Und keinesfalls der leckere Weihnachtsstollen meiner Mutter, den sie mit so viel Liebe gebacken hat. Ich verbringe den Nachmittag am Sofa, entspanne mich, genieße den Film und leere dabei den ganzen Teller. Es ist das erste Mal seit sehr langer Zeit, dass ich über die Stränge schlage – doch ich genieße jeden Augenblick davon. Am nächsten Tag ist mir verständlicherweise nicht ganz wohl, aber das legt sich schnell wieder. Diese Erfahrung musste sein.

Wäre es bei dieser einzigen süßen Attacke geblieben, wäre alles in bester Ordnung gewesen. Aber es sollte nicht dabei bleiben. Es war der Beginn der Selbstsabotage, der Start, wieder in ein altes Muster zu fallen. Denn Zucker ist hinterhältig und gemein. Zu viel davon, und schon reckt die körperliche Sucht nach diesem süßen Zeug gierig seinen Hals. Das Gehirn vergisst nicht. Und mein Gehirn erinnert sich in Sekundenschnelle: Zucker bringt ein sofortiges Gefühl des Glücks und der Wonne. Ein Keks ist nicht genug. Auch ein ganzer Teller davon reicht nicht. Ich will mehr, mehr, mehr!

Oh du Fröhliche!

Die Weihnachtsfeiertage verbringe ich mit meiner Familie. Wir schmücken den Weihnachtsbaum und im ganzen Haus duftet es nach einer Mischung aus Weihrauch, Zimt und Tannenzweigen. Weihnachtsstimmung macht sich breit, besinnliche Lieder klingen leise im Hintergrund. Schade, dass auch heuer kein Schnee liegt. Weihnachten und Schnee, das gehört für mich irgendwie zusammen und trägt noch mehr zu einer schönen Stimmung bei. Doch wir lassen uns davon nicht unsere gute Laune verderben. Jedes Mal, wenn sich meine Geschwister und ich im Familienkreis treffen, wird viel geplaudert und gelacht. Meine kleinen Nichten und Neffen laufen lärmend durchs Haus und sorgen für Wirbel und Erheiterung. Wir tauschen unsere Geschenke aus, singen Lieder vor dem Weihnachtsbaum und feiern unser Zusammensein.

Obwohl ich mir ganz fest vorgenommen habe, mich mit dem Essen von Süßem zurückzuhalten, wandert das eine oder andere Keks so ganz nebenbei in meinen Magen. Auch von den Mehlspeisen, die meine Mutter noch zusätzlich gebacken hat, koste ich reichlich. So sind unsere Familienfeiern: Essen in Hülle und Fülle. Meine Mutter wird sich nie dazu entscheiden können, weniger zu kochen und zu backen, auch wenn wir Kinder uns das manchmal heimlich wünschen und immer wieder Versuche starten, die Menge an Essen zu reduzieren. Aber für unsere Mutter ist es ihre Art, uns Liebe zu zeigen. Das Bedürfnis, sich um ihre Familie zu kümmern, drückt sie mit gutem und reichlichem Essen aus. Ihr Essen abzulehnen, würde für sie bedeuten, ihre Fürsorge abzulehnen. Ich genieße, trotz des vielen Essens, das Zusammensein mit meiner Familie. Es ist immer wieder schön, zu spüren, wie sehr wir uns mögen und wie gerne wir zusammen sind. Erfüllt und glücklich, aber mit vollem Magen, komme ich zurück in meine Wohnung.

Doch die letzten zwei Wochen, in denen ich wieder vermehrt Süßes gegessen habe, hinterlassen ihre Spuren. Ich fühle mich körperlich bei Weitem nicht so wohl wie in meinen zuckerfreien Tagen. Auf meinem Dekolleté sprießen Pickel, die früher noch nie da gewesen waren, und der Heißhunger nach Zucker ist wieder zurückgekommen. Wie schnell das gehen kann! Ob auch die Waage eine andere Zahl zeigt, will ich nicht wissen, also wiege ich mich erst gar nicht ab. Jetzt spüre ich ganz klar den Unterschied zwischen der zuckerfreien Ernährung in den letzten 100 Tagen und einem Leben mit Zucker. Obwohl ich so voller guter Vorsätze war, ich habe es nicht geschafft, über die Feiertage vernünftig zu essen. Doch mich dafür zu verurteilen und mich schlecht zu fühlen, macht es auch nicht wieder rückgängig. Auf der einen

Seite wollte ich mir den Genuss von Süßem nicht verwehren. Immerhin war Weihnachten und da darf ruhig gefeiert werden – auch mit Essen. Auf der anderen Seite jedoch habe ich die Folgen sofort zu spüren bekommen: Zucker tut mir nicht gut. Das Ende der 100 zuckerfreien Tage hat bei mir unbewusst dazu geführt, dass ich das Pendel in die andere Richtung habe ausschlagen lassen. Von zuckerfrei zu Zucker im Übermaß.

Wie geht es weiter? Mir abermals den Zucker für eine Weile ganz zu verbieten, wäre eine Möglichkeit, um wieder aus der Zuckerfalle herauszufinden. Aber dass das nicht zwangsläufig zu nachhaltigem Erfolg führt, habe ich jetzt am eigenen Leib erfahren dürfen. Es muss einen anderen Weg geben – ich möchte mich von der Gier nach Zucker befreien und das rechte Maß finden. Dazu muss ich noch genau herausfinden, wie unser Körper und unser Gehirn gestrickt sind und warum, trotz all der guten Vorsätze, solche Rückschläge überhaupt passieren können. Ich sehe, mein Experiment ist noch nicht zu Ende, sondern geht in die Verlängerung. Ich wünsche mir, dass Zucker keine Macht mehr über mich hat!

Trügerische Zuckerfallen

Ich möchte herausfinden, warum ich – trotz bester Vorsätze – nach meinem zuckerfreien Experiment so schnell wieder in die Zuckerfalle tappen konnte. Wann lässt uns Zucker schwach werden, bevor wir ihn überhaupt essen? Wann kann er uns gefährlich werden, noch bevor er in unseren Körper gelangt? Warum kehren alte Gewohnheiten wieder so unglaublich schnell zurück?

Es gibt viele von diesen gemeinen Fallen. Sie stellen sich uns in den Weg, und schon sind wir hineingeplumpst.

Wir wollten es nicht, wir hatten es nicht vor. Wir haben uns fest versprochen, nicht zu naschen, nur eine Rippe der Schokolade zu essen oder maximal drei Pralinen. Wir haben uns geschworen, diesmal zu Weihnachten die Kekse außen vor zu lassen. Wir wissen ja, wie sie schmecken. Ein Vanillekipferl schmeckt eben wie ein Vanillekipferl. Und der typische Geschmack eines Lebkuchens verändert sich auch nicht plötzlich über Nacht. Wenn wir einen Keks gegessen haben, wissen wir, wie die restlichen schmecken werden. Seit wir das erste Mal Schokolade gekostet haben, wissen wir, wie Schokolade schmeckt. Egal welche Geschmackszutaten noch zugesetzt sind, ob es sich um eine gefüllte Schokopraline handelt oder um eine neue Variation mit einem Hauch Vanille und einer Prise Pfeffer. Schokolade ist Schokolade. Ein Stück reicht für den Genuss. Warum wollen wir dann immer mehr, können erst aufhören, wenn der Bauch voll und die Pralinenschachtel leer ist, und am Teller nur mehr Kekskrümel liegen?

Es sind die komplexen Vorgänge im Körper, die durch den Genuss von zu viel Zucker aus der Bahn gebracht werden. Es ist die Sucht nach Süßem, die uns immer wieder zu dem greifen lässt, was uns letztendlich schadet. Dann setzt die Vernunft aus, und das Einzige, was wir wollen, ist, sofort dieses süße Verlangen zu befriedigen. Das Zuckermonster schlägt zu und ehe wir uns versehen, sind wir in die Falle getappt – wieder einmal. Es ist leicht, 100 Tage auf Zucker zu verzichten, das erkenne ich jetzt nur zu gut. Alles Süße wird ausgeblendet, spielt irgendwann gar keine große Rolle mehr. Wir fühlen uns stark und denken: »So schwer ist das doch gar nicht. Ich räume einfach alles Zuckerhaltige aus dem Weg, spiele Detektiv auf den Spuren des versteckten Zuckers und mit etwas Disziplin und Willen komme ich über die Runden.« Ja, es ist einfach, auf Zucker zu verzichten. Viel schwieriger jedoch ist es, wenn wir uns das Süße wieder erlauben und lernen müssen, mit Zucker auf gesunde und entspannte Weise umzugehen. So ist es bei mir jedenfalls. Ich bin gerade in der Lernphase.

Als sehr praktisch veranlagter Mensch liebe ich es, Listen zu schreiben. Jetzt ist es Zeit für eine neue Liste. Ich nenne sie »Stolpersteinliste«. Darauf möchte ich notieren, wo sich in meinem Leben Fallen befinden, die mich stolpern lassen und zum Essen von Zucker verleiten. Dafür brauche ich Zeit und Ruhe, so eine Liste schreibt sich nicht einfach schnell zwischendurch. Als die Stille des Abends einkehrt, mache ich mir eine große Tasse Chai-Tee. Heiß und würzig, kombiniert mit einem Schuss Milch und einem halben Löffelchen Honig, ist dieses Getränk immer wieder eine Inspiration für mich. Ich nehme ein Blatt Papier und meine Füllfeder und setze mich vor den Kamin, in dem ein Feuer knistert und dem Raum Gemütlichkeit und Wärme gibt.

Ich atme tief durch, entspanne mich und beginne zu schreiben. Wo liegen also meine ganz persönlichen Stolpersteine? Das Allererste, das mir in den Sinn kommt, ist: Süßigkeiten im Haus bunkern. Das Einzige, was mich nicht zum Weiternaschen verführt, ist dunkle Schokolade, am besten mit einem Kakaoanteil von 90 Prozent. Davon kann ich ein bis zwei Stück im Mund zergehen lassen und habe meinen Genuss gestillt. Denn alles andere bekommt bei mir irgendwie eine Eigendynamik. Mir war zwar auch vor meinem Experiment bewusst, dass mein Körper mit größeren Zuckermengen nicht gut umgehen kann. Aber durch diese 100 Tage ohne Zucker hat sich meine Zuckersensitivität verstärkt. Ich erkenne, wie sehr Zuckerzeug mich aus dem Gleichgewicht bringen kann, das hat mir meine Erfahrung zu Weihnachten gezeigt. Pralinen, Vollmilchschokolade, Kekse, aber auch die sogenannten »gesunden Naschereien« wie Müsliriegel oder in Schokolade getunkte Reiswaffeln sind für mich eine Herausforderung. »Nicht kaufen, nicht bunkern« – notiere ich auf meiner Liste. Und als Zusatz: »Lernen, den Süßigkeiten die Macht zu nehmen«. Denn genau darum geht es eigentlich. Wenn ich dem Süßkram keine Bedeutung gebe und erkenne, dass es mir letztendlich nicht guttut, mir diesen ganzen Zucker einzuverleiben, bin ich frei von der Versuchung, die da im Küchenschrank lauert.

Zweiter Punkt auf meiner Stolpersteinliste: Die beiden Bäckereien gleich neben meiner Wohnung. In der einen gibt es Kokoskipferl, in der anderen Nusskipferl und Nussecken. Und den Brownie dort habe ich auch schon ein paar Mal gekauft. Nach einem anstrengenden Arbeitstag ist die Verlockung, eines dieser süßen Dinge mitzunehmen, groß. Wenn ich den Tag zu Hause am Schreibtisch verbringe, ist ein Stück dieses Zuckerwerks zum Kaffee eine willkommene Abwechslung. Doch auch das ist keine gesunde Entscheidung. In Zukunft werde ich an den Bäckereien vorbeigehen.

Süße Leckereien wird es nur mehr an besonderen Tagen geben. Wie etwa bei Festlichkeiten mit meiner Familie, an diesen Tagen darf ich durchaus eine Kleinigkeit des Selbstgebackenen meiner Mutter genießen. Doch das kann ebenso eine Falle sein, wie ich zu Weihnachten erfahren habe. Koste ich das Dessert oder probiere ich reichlich von jeder der drei Nachspeisen? Kann ich nein sagen zum Überangebot? Kann ich mir gesunde Grenzen setzen und nur so viel essen, wie mir guttut? Das ist der dritte Punkt, den ich in Zukunft bewusst im Auge behalten werde.

Der vierte Punkt, der mich manchmal in der Vergangenheit hat stolpern lassen, ist die Verbindung von Fernsehen und Naschen. Obwohl ich wenig fernsehe, ein spannender Krimi am Abend ist manchmal alles, was ich möchte. Da hilft weder ein gutes Buch noch Musik hören, ich will eintauchen in eine fremde Welt der Bilder und dabei alles rundherum vergessen. Das ist auch in Ordnung so. Genau das Entspannen ist es jedoch, das ich früher mit dem Essen von Süßigkeiten verbunden habe. Doch der Film ist ohne Schokolade oder Kekse genauso spannend. Es ist nur eine alte Angewohnheit, die manchmal wiederkommt. Diese Angewohnheit ist erlernt und kann deshalb auch wieder verlernt werden. Darauf werde ich in den folgenden Kapiteln noch genauer eingehen.

Das sind also die vier Hauptgründe, die mich zum Zuckerkonsum verführen. Und dann gibt es natürlich noch ganz viele andere Gründe, die alle ihren Ursprung darin haben, Emotionen nicht spüren zu wollen. Doch mit diesen Stolpersteinen habe ich in der Vergangenheit aufgeräumt, nur mehr selten gehe ich unbewusst und unachtsam mit meinem Gefühlsleben um. Trotzdem, mich in Sicherheit zu wiegen, wäre unklug. Emotionen können sehr stark sein und alte Muster sind hartnäckig. Achtsamkeit und Bewusstheit sind bei mir gefordert.

Jeder von uns hat seine persönliche Stolpersteinliste. Letztlich geht es darum, zu erkennen, wo unsere Schwächen liegen und bewusst die Fallen zu sehen, bevor wir hineinstolpern. Doch wir können unsere alten Gewohnheiten und Muster Schritt für Schritt verändern. Wir müssen nicht immer wieder in die gleiche Falle tappen. Wie das geht, wird im vierten Kapitel genau behandelt.

Achtung Zwanghaftigkeit!

Ich treffe meine Freundin Silvia in einem Café. Seit sie vor zwei Jahren nach New York gezogen ist, habe ich sie nicht mehr gesehen. Nur hin und wieder eine E-Mail, das war es dann. Über die Feiertage besucht sie ihre Familie, und wir nutzen ihren kurzen Aufenthalt für ein gemütliches Zusammensein. Auch Silvia verzichtet auf Zucker, und das schon eine ganze Weile, und wir tauschen uns über unsere Erfahrungen aus.

Doch es gibt einen Unterschied zwischen uns beiden. Ich habe 100 Tage auf Zucker verzichtet und jetzt einige Mühe, wieder vernünftig mit Süßigkeiten umzugehen. Was aber meine restliche Ernährung betrifft, habe ich mir keinerlei Einschränkung auferlegt und halte keine strengen Regeln ein. Ich ernähre mich seit über 20 Jahren vegetarisch, Fisch esse ich ganz selten. Natürlich achte ich auf die Größe meiner Portionen und auf die Ausgewogenheit meiner Speisen. Auch soll mein Essen alle Nährstoffe enthalten, die mein Körper braucht. Aber ich hungere nicht. Ich esse das, was mir schmeckt, was mir guttut, worauf ich Lust habe.

Bei Silvia ist das jedoch anders. Vor eineinhalb Jahren hat sie begonnen, Zucker wegzulassen. Den Zucker im Kaffee, die Schokolade und die Cupcakes, die gerade der neue Hit in New York waren. Cupcakes sind kleine Kuchen in Muffinform, die mit einer Cremehaube in den verschiedensten Farben aufgepeppt ist. Ich bin keine Anhängerin dieser bunten Küchlein. Sie sehen zwar alle sehr schön aus mit ihren hübschen Verzierungen, aber die Creme ist sehr reichhaltig, oft mit viel Butter oder Schlagsahne gemacht. Das schmeckt mir ganz einfach nicht. Auch für Silvia war es nicht schwer, auf diese fetten Törtchen zu verzichten. Sie fühlte sich wohl mit ihrer zuckerfreien Ernährung und nahm dabei auch ein paar Kilos ab. Doch das war nicht genug Gesundheit für sie. Vor einem Jahr begann sie, ihre Ernährung auf vegan umzustellen. Der würzige Käse, das cremige Joghurt und das weiche Ei am Sonntagmorgen wurden gestrichen. Fisch und Steaks, die hin und wieder auf ihrem Speiseplan zu finden waren, wurden durch Tofu ersetzt. Sie begann, mit Gerichten aus Getreide und viel Gemüse zu experimentieren, kochen wurde zu einem neuen Hobby für Silvia. Jetzt ist ihre Ernährung zuckerfrei und auch ohne jegliche tierische Produkte. Ich höre ihr aufmerksam zu und betrachte ihr schmales Gesicht. Ja, sie ist seit unserem letzten Treffen sehr schlank geworden. Fast dünn. Doch sehr glücklich sieht sie nicht aus. Während ich genüsslich an meinem Caffè Latte mit viel Milchschaum nippe, hält sie sich an einer Tasse heißem Wasser mit Zitrone fest. »Das reinigt den Körper, spült ihn so richtig durch«, erklärt sie mir. »Was gibt es da zu reinigen?«, denke ich mir. »Wo ist denn das Funkeln in ihren Augen geblieben?«

»Ich hab jetzt begonnen, das gekochte Essen durch rohe Nahrung zu ersetzen. Denn nur da ist Lebenskraft drinnen, gekochte Nahrung ist tot. Wertlos. Alle Vitamine sind zerstört«, fährt sie in ihren Ausführungen fort. »Meinst du nicht, dass du etwas übertreibst mit dem gesunden Essen?«, frage ich Silvia vorsichtig. Doch davon will sie nichts wissen. »Ich fühle mich wohl, habe unglaublich viel Energie und seit ich mich vegan ernähre, habe ich noch einmal fünf Kilo abgenommen. Zusätzlich zu den vier Kilos, die ich durch die zuckerfreie Ernährung verloren habe. Vielleicht geht jetzt mit der Rohkost noch ein bisschen Speck von meinem Bauch weg.«

Jetzt ist es für mich eindeutig: Silvias Verhältnis zum Essen ist im Laufe der letzten eineinhalb Jahre richtig zwanghaft geworden. Alles, was sie momentan interessiert, ist, wo sie die frischesten Biolebensmittel kaufen kann und wie sie diese am besten zubereitet. Alles, was nicht in ihren strengen Essplan passt, wird zum Feind erklärt. Kein einziger Keks, keine Schokolade, statt Brot isst sie maximal Reiswaffeln. Aber die möchte sie in Zukunft auch weglassen. Eine traurige Geschichte, die ich da heraushöre. Die Geschichte der Zwanghaftigkeit. Silvia hat ihre Ernährung zum einzig wichtigen Inhalt in ihrem Leben gemacht, eigentlich bestimmt sie ihren ganzen Tag. Denn Essen kann sie kontrollieren, andere Dinge nicht. Ich höre heraus, dass Silvia in New York nicht wirklich Fuß fassen konnte. Als sie vor zwei Jahren die Möglichkeit gehabt hatte, eine Stelle in einer Anwaltskanzlei anzutreten, war sie noch voller Visionen gewesen. Doch ihre Arbeit stellte sich als langweilig heraus, sie sieht keine

Möglichkeit auf berufliche Verbesserung. Der amerikanische Lebensstil ist ihr zu hektisch, die Stadt zu laut geworden. Silvia lebt sehr zurückgezogen. Eigentlich ist ihre einzige Freude die Beschäftigung mit der perfekten, gesunden Ernährung, die sie mit ihren zwei Mitbewohnerinnen ihrer Wohngemeinschaft teilt. In letzter Zeit plagt sie auch immer mehr das Heimweh nach ihrer alten Heimat. Ich versuche, ihr klarzumachen, dass sie noch viele andere Möglichkeiten hat. Sie könnte wieder zurück nach Europa kommen. Hier neu beginnen. »Ich bin doch schon weit über dreißig«, sagt sie bedrückt. Da geht das nicht mehr so einfach, ein Neubeginn.« Fast möchte ich ihr sagen: »Iss dich wieder einmal an einer Portion Nudeln satt. Erlaube dir doch ein Stück Schokolade.« Doch wer bin ich, um ihr gute Ratschläge zu geben? Es ist ihr Leben, und im Moment möchte sie es nicht anders gestalten, möchte an ihrer zuckerfreien Rohkost festhalten. Das ist ihr gutes Recht.

Ich bin deshalb so betroffen, weil ich sehr wohl diese Zwanghaftigkeit in meinem Leben kennengelernt habe. Ich habe Züge in mir, die zur Perfektion neigen. Und Perfektion kann leicht in Zwanghaftigkeit ausarten: nie wieder Zucker, nur noch Biolebensmittel, nur »lebendige« Kost. Doch diese Art des Denkens schadet uns, denn nichts im Leben ist entweder schwarz oder weiß. Auch nicht beim Essen. Letztendlich geht es gar nicht darum, ob wir uns vegan, vegetarisch oder mit Rohkost ernähren. Jede Ernährungsform hat ihre Berechtigung und ihren gesundheitlichen Wert. Es geht um die Zwanghaftigkeit, die dahinterstecken kann.

Als ich mich von Silvia verabschiede, wünsche ich ihr das Allerbeste und gehe nachdenklich nach Hause. Es ist Zeit, mich mit meinem eigenen zwanghaften Denken auseinanderzusetzen.

Zebragedanken

Ich nenne diese Art des Schwarz-Weiß-Denkens auch Zebragedanken. Wenn wir so denken, sehen wir unsere Welt entweder in Schwarz oder in Weiß. Wir verhalten uns so, als würde es nur diese beiden Farben geben, und das kann schnell zur Zwanghaftigkeit führen. Dabei gibt es eine unendliche Abstufung in allen möglichen Grauschattierungen.

Doch leider tappen wir immer wieder in die »Alles-oder-nichts-Falle«. Entweder wir machen alles richtig, oder alles geht den Bach runter. Meine Freundin Silvia ist in diese Falle getappt. Am Anfang wollte sie sich einfach nur bewusster und gesünder ernähren. Sie erkannte, dass ihr Zucker nicht guttat und ließ ihn weg. Doch ihre Ansprüche an sich selbst wuchsen.

Wenn schon gesund ernähren, dann wirklich mit allen Konsequenzen, dachte sie. Also auch auf tierische Produkte verzichten. Doch das war noch immer nicht genug. Für Silvia ist jetzt Rohkost die höchste Form einer gesunden Ernährung. Alles andere gilt nicht. Zebradenken ist extremes Denken. Und dies wiederum kann extreme Gefühle und extremes Verhalten hervorrufen. Wenn jemand denkt, dass jedes Brösel Zucker schadet und sich ein Stück Kuchen wie Gift im Körper auswirkt, dann wird diese Person mit allen Mitteln den Zucker weglassen. Sie will sich ja nicht umbringen. Doch sind diese Gedanken realistisch? Nein! Sie führen nur dazu, dass wir irgendeinmal umkippen, und in ein völlig konträres Verhalten fallen. Dann tun wir genau das Gegenteil – vielleicht sogar nur heimlich, weil wir uns dafür schämen. Das Engelchen, das auf unserer linken Schulter sitzt und uns ins Ohr flüster: »Nie wieder Zucker, das schaffst du, du bist stark!«, wird von der Stimme des Teufelchens auf unserer rechten Schulter abgelöst: »Probier doch, eine Praline kann nicht schaden.« Wenn wir der Stimme des Teufelchens nachgeben, wird der Gedanke »Ist eh schon alles egal« nachgeliefert. Jetzt, wo wir eine Praline gegessen haben, haben wir es sowieso vermasselt. Wir haben unseren: »Nie-wieder-Zucker-Schwur« gebrochen. Dann macht es keinen Unterschied, wenn wir den Inhalt der Pralinenschachtel aufessen. Und dann noch etwas anderes Süßes nachladen. »Morgen fange ich wieder von vorne an. Heute schlemme ich, heute nasche ich.« Heute ist Schwarz, morgen ist wieder Weiß.

Doch so kommen wir nicht weiter im Leben. Um aus dieser Gedankenspirale herauszufinden, müssen wir unsere Gedanken überprüfen und auch immer wieder hinterfragen. Angenommen, ich hätte in meiner zuckerfreien Phase am 85. Tag zu einem Stück Kuchen gegriffen. Dann wäre vielleicht der Gedanke »Jetzt ist alles schiefgegangen, ich habe das ganze Projekt der ›100 Tage zuckerfrei‹ in den Sand gesetzt« aufgetaucht. Aber stimmt der auch? Nein! Denn ich hätte immerhin 84 Tage ohne Zucker erfolgreich hinter mich gebracht. Und die restlichen 15 Tage wären auch wieder zuckerfrei gewesen. Ich hätte dann erkannt, dass ich zwar mein Ziel »100 durchgehende Tage« nicht erreicht hätte, weil ich eine winzig kleine Unterbrechung an einem Tag gemacht hätte, in Form eines Stück Kuchens. Also überhaupt nicht schlimm. Doch das Zebra im Kopf hätte zum Drama gemacht, was in Wirklichkeit nur eine Kleinigkeit war. Keine Katastrophe, sondern eine Handlung, die nicht ganz hineinpasst.

Um dem Hang zum Zebradenken entgegenzuwirken, können wir uns zur Veranschaulichung ein Thermometer vorstellen. Darauf kann man nicht nur kalt (zum Beispiel null Grad Celsius) und heiß (zum Beispiel 35 Grad Celsius) messen, sondern es gibt eine Skala, auf der dazwischen 34 andere Temperaturgrade sind. Wenn wir ein Thermometer als Vorbild nehmen, denken wir nicht mehr in zwei Kategorien: Entweder: »Ich ernähre mich katastrophal und esse nur Zuckerzeug« oder: »Meine Ernährung ist vorbildlich. Nur lebendige Nahrung und keine Spur von Zucker«. Wir können beginnen, unser Denken zu einem Sowohl-als-auch-Denken umzuändern, indem wir beginnen, scheinbare Gegensätze miteinander zu vereinbaren. So können wir uns sowohl gesund ernähren als auch hin und wieder Süßes essen. Wir können uns erfolgreich an einen zuckerfreien Plan halten, und manchmal trotzdem einen Keks genießen. Mit dieser neuen und entspannten Denkweise verliert auch unser Verhalten an Zwanghaftigkeit. Wir erlauben uns wieder, sogenannte »Fehler« zu machen, ohne uns dafür zu verurteilen und schlecht zu fühlen. Es gibt eigentlich keine »Fehler«. Manchmal treffen wir Entscheidungen, nach denen wir uns nicht so wohlfühlen. Doch die Verantwortung liegt immer bei uns, und wir erfahren ständig unsere Handlungen. Je besser wir uns selbst kennenlernen, je bewusster und aufmerksamer wir leben, desto vorausschauender handeln wir auch. Doch wir sind Menschen und wir lernen ständig weiter. Mensch zu sein, heißt, nicht perfekt zu sein und menschliches Verhalten zu zeigen.

Jetzt gilt es, das, was ich weiß, umzusetzen. Ich merke, wenn ich zu viele Süßigkeiten esse, kommt automatisch das Schwarz-Weiß-Denken. Ich habe dann alles falsch gemacht und alles ist sowieso hoffnungslos. Das Zebra im Kopf liebt Zucker, doch ich möchte kein Zebra im Kopf. Ich will klar denken und vernünftige Entscheidungen treffen. Ich möchte mit dieser Gier nach Zucker, die jetzt manchmal wiederkommt, umgehen können, ohne impulsiv zu handeln und mir damit meinen ganzen Tag zu ruinieren.

Ich werde in Zukunft achtsam meine Gedanken beobachten. Ich darf meine Latte auch wieder niedriger legen, weg von meinen hohen Ansprüchen. Und wenn ich mich in Zukunft nicht ganz so vorbildlich verhalte, was Ernährung betrifft, dann gilt für mich: »Aufstehen, Krone richten, weitergehen!«

Das Gehirn erforschen

Die Beschäftigung mit den ganzen Denkvorgängen und der ständigen Produktion unserer Gedanken bringt mich dazu, mich etwas ausführlicher mit dem Gehirn zu beschäftigen. Es ist faszinierend, wie dieses Organ funktioniert und in jeder Sekunde unseres Lebens Wunder bewirkt. Ohne Gehirn wären wir nicht lebensfähig. Eine Verletzung an der falschen Stelle oder eine Erkrankung in einem bestimmten Bereich kann unser gesamtes Sprachzentrum lahmlegen, unsere Fähigkeit zum logischen Denken oder auch die Möglichkeit zu fühlen ausschalten. Wir wissen noch immer sehr wenig über dieses faszinierende, komplexe Organ. Doch in den letzten Jahren haben die Neurowissenschaften, die sich mit der Erforschung des Gehirns beschäftigen, mehr und mehr an Bedeutung gewonnen. Neue Erkenntnisse und Erklärungen werden geliefert, warum wir Menschen uns so verhalten, wie wir uns verhalten. All das interessiert mich sehr.

Wenn wir unser Gehirn betrachten, haben wir – vereinfacht gesehen – eigentlich nicht eines, sondern drei Gehirne: das reptilische, das emotionale und das denkende Gehirn. Je besser die Informationen zwischen diesen drei Gehirnen fließen, desto besser sind wir imstande, ein gutes und erfolgreiches Leben zu führen. Um dies zu verstehen, müssen wir uns mit diesen drei Teilen etwas genauer beschäftigen.

Das Reptiliengehirn oder auch erstes Gehirn ist der älteste Teil. Diesen Teil besaßen schon unsere Urahnen und er ist für die Grundfunktionen unseres Lebens zuständig: Bewegung, jagen und unser Paarungsverhalten werden hier reguliert. Dieser Teil ist der schnellste, impulsivste und lässt uns auf Situationen entweder mit Flucht, Kampf oder dem »Totstellen« reagieren. Veränderung liebt das Reptiliengehirn überhaupt nicht. Gewohnheiten und Verhaltensweisen sind fast unabänderlich in diesem Teil gespeichert. Dem Reptiliengehirn haben wir es zu verdanken, dass wir als Menschheit überlebt haben und nicht vom Säbelzahntiger gefressen wurden.

Das emotionale Mammalia-Gehirn beinhaltet unser limbisches System und ist das emotionale Zentrum des Gehirns. Hier sind Lachen und Weinen, Spieltrieb und Sexualität, Euphorie und Depression verankert. Auch Erinnerungen und persönliche Erfahrungen werden hier gespeichert. In diesem Teil befindet sich auch das Belohnungszentrum, von dem wir schon im vorigen Kapitel gelesen haben. In diesem entstehen unsere Süchte, also auch die Sucht nach Zucker.

Der dritte und jüngste Teil ist das denkende Gehirn, dies ist der Bereich, der uns von den Tieren unterscheidet. Das Sprachzentrum und die Erinnerungen sind da zu Hause. Hier wird logisch gedacht und Informationen werden abgespeichert. In diesem Bereich entstehen aber auch Fantasie und Schöpfergeist. Auch die Fähigkeit zu Schlussfolgerungen, die Entscheidungsfähigkeit und das Erlangen von neuen Erkenntnissen passieren in diesem Teil. In diesem reflektieren wir über uns, über unsere Gedanken und Handlungen.

In diesem jüngsten Teil des Gehirns, und zwar im sogenannten Präfrontalen Cortex auf der Stirnseite des Gehirns, befindet sich ein kleiner Klumpen, der Insula oder Inselrinde genannt wird. Er ist die Schaltstelle, die für die funktionierende Kommunikation zwischen den drei Teilen des Gehirns verantwortlich ist. Man betrachtet die Insula auch als Sitz der Achtsamkeit. Je mehr wir uns nun darin üben, bewusst zu sein und im Augenblick zu leben, desto besser können wir von hier aus das perfekte Zusammenspiel aller Gehirnregionen steuern.

Zu bestimmten Zeiten kann ein Teil des Gehirns aktiver sein als der andere. Wenn wir zum Beispiel viel Zeit damit verbringen, analytisch zu denken, kann es sein, dass der emotionale Teil nicht zum Einsatz kommt und wir ein sehr vernunftorientiertes und praktisch ausgerichtetes Leben führen. Halten wir uns jedoch zu sehr im limbischen System auf, werden wir von Gefühlen kontrolliert und reagieren oft impulsiv. Wir werden dann zur Königin oder zum König des Dramas und jede Vernunft ist ausgeschaltet.

Und genau darin erkenne ich den Schlüssel zum richtigen Umgang mit Süßem. Wenn wir aus einem Impuls oder einer starken Gefühlsregung heraus zu Schokolade greifen oder unvernünftige Entscheidungen bezüglich der Speisen, die wir essen, treffen, sind wir nicht im erwachsenen Teil des Gehirns.

Anita sitzt mit ihrer Freundin in einem Restaurant und hat gerade ihre Mahlzeit beendet. Sie ist angenehm satt und fühlt sich gut. Da geht der Kellner mit einem duftenden Stück Apfelkuchen vorbei und serviert ihn am Nebentisch. Der Duft des Kuchens gelangt über Anitas Nase in das sogenannte Riechhirn der Hirnrinde und wird sofort mittels elektrischer Impulse ins limbische System geschickt. Dort werden Kindheitserinnerungen ausgelöst, wie ihre Mutter zu besonderen Anlässen Apfelkuchen gebacken hat. Wie glücklich sie damals war. »Ich hätte gerne noch ein Stück Apfelkuchen«, ruft sie dem Kellner im Vorbeigehen zu. Anita isst den Apfelkuchen bis auf den letzten Krümel auf. Nachher ist sie pappsatt. »Ich hätte diesen Kuchen nicht essen sollen«, denkt sie frustriert und fühlt sich gar nicht gut.

Im limbischen System findet keine Veränderung statt. Wir können in diesem Bereich nicht mit Ruhe, Reflektiertheit und Vernunft eingreifen, solche Möglichkeiten gibt es in dieser Region nicht. Wir müssen uns also selbst austricksen, indem wir die Gehirnregion wechseln.

Umgangssprachlich nennen wir diesen Wechsel auch »herunterkommen«, was nichts anderes bedeutet, als von der Intensität der starken Emotionen wie Gier und Verlangen Abstand zu nehmen, durchzuatmen und die Anhaftung an sie zu verlieren. Wir wechseln dadurch von einem Teil des Gehirns in einen anderen Teil. Dann sind wir nicht mehr

Opfer unserer Gefühle, sondern wir handeln vorausschauend und bewusst. Kommen wir noch einmal zurück zu Anita und der Situation im Restaurant. Wie hätte Anita anders reagieren können?

Als durch den Duft des Apfelkuchens ihre Kindheitserinnerungen hochkommen, atmet sie tief durch. Wie gerne hätte ich jetzt auch Apfelkuchen, denkt sie. Sie überlegt kurz, soll sie sich ein Stück davon bestellen? Sie spürt in ihren Körper hinein. Nein, sie ist wohlig satt. Ein anderes Mal vielleicht. Sie bestellt eine Tasse Espresso und widmet sich wieder interessiert dem Gespräch mit ihrer Freundin.

An diesem Beispiel sehen wir, dass wir nicht auf jeden Impuls und jedes Gefühl reagieren müssen. Was man alles tun kann, um Veränderungen herbeizuführen, werde ich in den nächsten Kapiteln noch genauer beleuchten.

Vom Zucker müde gedacht

Wir alle zeigen menschliches, nicht perfektes Verhalten. Die einzig wirkliche Lösung, wenn wir gestolpert und hingefallen sind, ist: sich in Mitgefühl, Freundlichkeit und Geduld mit sich selbst zu üben.

Das beruhigt mich wieder, wenn ich an Weihnachten und die Kekse und Desserts denke, die ich verputzt habe. Genuss hin oder her, es war trotzdem zu viel – viel zu viel. Seither konnte ich mich nicht mehr richtig einpendeln. Süßigkeiten haben wieder mehr Macht über mich, als mir lieb ist. Was ist das mit dem Zucker, mit dem Essen und dem ganzen Drumherum, frage ich mich. Irgendwie ist es so schwierig geworden. Nicht nur für mich, sondern auch für alle, die sich mit gesunder Ernährung auseinandersetzen. Wir bekommen täglich neue Informationen, oft sogar widerspricht der Artikel über den neuesten Ernährungstrend in der Zeitung den Erkenntnissen vom gestrigen Tag. Und schon wieder eine neue Studie, auf die eine Gegenstudie folgt. Wir sind durch die ständige Informationsflut verwirrt und verunsichert und suchen Antworten auf neu aufgetauchte Fragen.

Für mich, die ich mich in den letzten zwei Monaten intensiv mit Zucker und seinem Einfluss auf Körper und Psyche auseinandergesetzt habe, ist gerade ein kritischer Punkt gekommen. Ich habe so viel über Zucker gelesen, darüber gesprochen und geschrieben, dass es mir etwas zu viel geworden ist. Ich habe mich müde gedacht. Müde gedacht vom Zucker, müde gedacht vom Essen. Seit fast 20 Jahren beschäftige ich mich intensiv mit dem Thema Ernährung, Essen, gesundes und bewusstes Essverhalten und Zucker. All das hat seine Spuren hinterlassen. Es ist nicht so, dass ich mein Interesse an diesem vielschichtigen Thema verloren habe, nein, im Gegenteil. Ich bin nach wie vor überzeugt, dass wir mit einer gesunden Ernährungs- und Lebensweise sehr viel dazu beitragen können, ein erfülltes und glückliches Leben zu führen. Was ist es dann, frage ich mich? Warum hat sich diese Müdigkeit hineingeschlichen? Ich bin doch sehr dankbar für all das Wissen, das ich mir erlernt und erarbeitet habe, und für die vielen Möglichkeiten, bei denen ich Menschen mit meiner Expertise und Erfahrung helfen konnte.

Ich atme tief durch und spüre in mich hinein. Was ist es? Ich fühle eine gewisse Schwere in mir aufsteigen. Was will sie mir sagen? Woher kommt diese Schwere? Jetzt sehe ich es ganz klar vor mir: Ich habe meine Leichtigkeit verloren. Bei all dem Lernen, Recherchieren, Unterrichten und Lehren ist mir der leichte und natürliche Zugang zum Essen und zu allem, was damit zusammenhängt, verloren gegangen. Ich bin zu ernst geworden, habe das Thema Zucker zu einem schweren, fast unüberwindbaren Problem gemacht. Nicht, dass die Zuckerflut in der Gesellschaft kein schwerwiegendes Problem wäre. Es ist ein Thema, mit dem wir uns alle auseinandersetzen müssen. Doch ich habe mich in den letzten Monaten so sehr mit dem Thema Zucker identifiziert, dass ich den Abstand und eine gesunde Herangehensweise verloren habe. Ganz klar, dass mich die Zwanghaftigkeit meiner Freundin Silvia vom vorigen Kapitel so beschäftigt hat. Es ist meine eigene Zwanghaftigkeit mit der Auseinandersetzung mit Zucker, die mir die Freude und die Leichtigkeit genommen hat. Wenn ich einen Apfel esse, denke ich nicht daran, wie er mir schmeckt, mir guttut und mir Energie gibt, sondern ich überlege sofort, ob der dort enthaltene Fruchtzucker mir schadet. Meine 100 zuckerfreien Tage sind vorbei, jetzt esse ich zu viel Süßes, kann es aber trotzdem nicht richtig genießen. Ich habe ein schlechtes Gewissen, wenn ich nasche. Sofort erscheinen auf meinem inneren Bildschirm alle möglichen Krankheiten, die Zucker verursachen können, und die Zuckersucht lauert schon im nächsten Gedanken. Kann ich das jetzt essen oder verändert das Stück Kuchen meine Körperchemie gleich so stark, dass ich nicht damit aufhören kann? Ich habe es mit einer typischen menschlichen Reaktion zu tun. Wenn wir uns zu sehr auf etwas konzentrieren und uns rigiden Regeln unterwerfen, geraten wir aus dem Gleichgewicht. Das passiert bei jeder strengen Diät, bei Ernährungsregeln, die so streng sind, dass wir sie nicht einhalten können und eben in meinem Fall bei meiner intensiven Beschäftigung mit Zucker. Mein Pendel hat zu sehr auf die eine Seite ausgeschlagen, das ist gar nicht gesund. Jetzt möchte ich mich wieder einpendeln.

»Meine Güte, was habe ich da angerichtet«, rufe ich in einem Moment der Erkenntnis aus. Es gibt noch viel zu lernen, was den Umgang mit Zucker betrifft. Ich stehe eigentlich erst am Anfang. Gut, ich habe die Pflicht hinter mir. Habe *100 Tage zuckerfrei* gelebt, wie ich es mir vorgenommen habe, und dabei alles über Zucker herausgefunden, was es zum jetzigen Wissensstand darüber an Informationen gibt. Ich habe unzählige Bücher gelesen und die Medien durchforstet, ob da nicht noch etwas ist, was mir entgangen ist. Ich habe in mich hineingeschaut und die Verbindung zu meiner Seele gestärkt. Auch habe ich die Süße des Lebens in einigen wunderschönen Momenten intensiv erfahren dürfen. Ich habe meinen Körper beobachtet, wie es ihm ohne zugesetzten Zucker in der Nahrung geht. Doch das waren alles nur Vorbereitungen. Und zwar Vorbereitungen zur Kür. Und mit Kür meine ich: »Das Leben nach dem Selbstexperiment«.

Wie geht es weiter? Wie kann ich alles, was ich dazugelernt, gelesen und am eigenen Körper erfahren habe, in mein Leben integrieren? Ganz ohne Zwanghaftigkeit, ohne diese Ernsthaftigkeit und Schwere, die sich bei mir um das Thema Zucker gelegt haben? Jetzt geht es darum, in Freude und Leichtigkeit weiterzugehen. Wie das funktioniert, kann ich nur herausfinden, indem ich den neuen Weg auch gehe.

Eine neue Reise beginnt

Heute ist der letzte Tag im Dezember. Für mich war das hinter mir liegende Jahr voller Herausforderungen und mit vielen Erkenntnissen bereichert. Ich habe in diesem Jahr viel gelernt, das Selbstexperiment »*100 Tage zuckerfrei*« hat mir intensive Erfahrungen gebracht. Ich bin durchaus froh, dass dieses Jahr dem Ende zugeht und ich es abschließen kann.

Ich gehe den Silvesterabend ruhig an, Partys waren mir an diesem Tag schon immer ein Gräuel. Am liebsten verbringe ich den letzten Abend des Jahres allein und so mache ich es auch dieses Jahr. In zünde ein Feuer in meinem Ofen an und betrachte die Flammen, wie sie knisternd das Holz verzehren. Geistig werfe ich allen Ballast ins Feuer. Ich sammle alle Gedanken und Vorstellungen, die ich nicht mehr haben möchte, und stelle mir vor, wie sie verbrennen, wie sich alles auflöst. Besonders meine Zwanghaftigkeit und meine intensive Beschäftigung mit Zucker werfe ich in die brennenden Flammen. Feuer ist ein mächtiges Mittel zur Transformation. Ich liebe dieses Ritual – jegliche Schwere, die ich unbewusst mit mir herumtrage, darf verbrennen. Ich möchte das neue Jahr unbelastet und mit Leichtigkeit beginnen.

Am ersten Tag des neuen Jahres stehe ich früh auf, Zeit für meinen Neujahrsspaziergang. Es ist noch dunkel, als ich den Park betrete. Ich bin die Einzige, die sich hierhergewagt hat. Später werden die Läufer kommen und dann die ersten Touristen, und die Stille des Parks mit ihren Stimmen füllen. Ich gehe durch die Parkallee hinauf zum Schloss und blicke über die Lichter der Stadt. Langsam wird es hell. Ein neuer Tag beginnt – ein neues Jahr hat begonnen. Es soll uns allen viel Gutes bringen. Was möchte ich anders machen in diesem Jahr, das sich noch so unschuldig und frisch präsentiert? Ich möchte meine intensive Beschäftigung mit Zucker aufgeben und einen gesunden Umgang damit entwickeln. Ich möchte Zucker ohne Zwanghaftigkeit in mein Leben integrieren können, achtsam mit Süßigkeiten umgehen und sie wieder genießen, ohne sofort an Diabetes oder andere Krankheiten zu denken. Ich möchte mich darauf konzentrieren, wie ich mein Leben so gesund wie möglich gestalten kann. Und ich will andere Wege finden, um Süße in mein Leben zu bringen.

Mit roten Backen von der Kälte und der vielen frisch getankten Luft komme ich nach meinem ausgiebigen Neujahrsspaziergang zurück in die Wohnung. Zu Hause betrachte ich meinen Vorrat an zuckerreichen Lebensmitteln: ein Gläschen cremig gerührter Honig – Geschenk eines Workshop-Teilnehmers – und eine Tafel Bitterschokolade. Das wird vorerst einmal für den kleinen Genuss hin und wieder reichen. Für meine tägliche Ernährung brauche ich keinen zusätzlichen Zucker.

Doch ganz möchte ich Zucker nicht aus meinem Leben streichen. Wenn ich wirklich ein Nusskipferl oder ein Stück Kuchen haben möchte, dann werde ich es mir gönnen –

und bewusst genießen. Aber nur, wenn ich es wirklich will. Nicht aus Gier oder Langeweile oder weil ich mich belohnen möchte. Sondern nur dann, wenn ich mit allen meinen Sinnen dieses Stück Süße genießen möchte. Verbote sind nichts für mich. Ganz zuckerfrei zu leben, würde den Wunsch nach dem süßen Verbot nur bestärken. In diesen 100 Tagen ohne Zucker habe ich mich so unglaublich wohlgefühlt. Doch ich habe auch am eigenen Leib erfahren, wie schnell ich wieder in eine Gier auf Süßigkeiten hineinrutschen kann. Diese Gier hat nichts mit fehlender Disziplin oder einem schwachen Willen zu tun, das ist mir in der Zwischenzeit noch deutlicher bewusst geworden. Kein Platz also für Schuldgefühle oder schlechtes Gewissen. Diese Gier entsteht durch das biochemische Ungleichgewicht, in das unser Körper fällt, wenn wir ihn mit reinem Zucker füttern. Je mehr Süßes wir essen, desto größer wird das Verlangen danach. Doch auch wenn wir uns die Süße des Lebens nicht gewähren oder emotional unterversorgt sind, kommt unsere Psyche ins Ungleichgewicht, und es kann sich ein starkes Verlangen nach Zucker entwickeln.

Ich will nicht gefangen sein in der Sucht nach Zucker. Es macht mich unfrei. Nichts spürt sich schöner an als die Freiheit, über sein Essen bestimmen zu können. Und das werde ich ab jetzt tun. Ich werde ab jetzt einen neuen Weg gehen. Weder den Weg der Zuckerabstinenz noch den Weg des übermäßigen Schwelgens in Süßigkeiten. Mein neuer Weg ist ab jetzt der goldene Mittelweg.

Teil IV
Der goldene Mittelweg

Und jetzt? Die Balance finden!

Wie ist das also mit dem Weg der Mitte? Es klingt so einfach, aber ihn zu gehen, macht vielen von uns Mühe. Wir pendeln von einem Extrem in das andere, bevor wir davon genug haben und wirklich genau hinschauen, warum wir so sehr zwischen den Polaritäten im Leben hin- und hergeschleudert werden. Wir streichen den Zucker und das Fett, nur mehr Gemüse ist erlaubt und Alkohol ganz verboten. Wir schwitzen im Fitnessstudio, anstatt den Abend vor der Glotze zu verbringen. Doch was passiert dann? Ein schlechter Tag, eine ausgelassene Sporteinheit, und wir landen mit der Eiscreme auf der Couch. Die verlorenen Kilos sind rasch wieder oben. Jo-Jo-Diät nennt man das. Man könnte auch von einem Jo-Jo-Leben sprechen. Wenn wir zu sehr ein Extrem ausleben, tun unser Körper und unsere Psyche alles, um uns in die andere Richtung zu treiben. Denn wir streben nach Balance, nach Harmonie, nach Ausgleich. Ein Extrem zu leben, ist ungesund, immer wieder zwischen den Extremen zu pendeln, ist es jedoch auch.

Siddhartha Gautama, auf den die Lehre des Buddhismus zurückgeht, hat den Begriff des »goldenen Mittelweges« geprägt. Er zeigt uns auf, worum es im Leben geht. Als Königssohn behütet in einem prunkvollen Palast aufgewachsen, war er abgeschirmt von allem Leid und Schmerz der Welt. Er heiratete eine wunderschöne, ihn liebende Prinzessin und lebte mit ihr ein sorgloses Leben mit allen Annehmlichkeiten, die es gab. Die Geburt eines gemeinsamen Sohnes machte sein Glück perfekt. Doch eines Tages wurde er bei einem Ausritt mit den für ihn unbekannten Schattenseiten des Lebens konfrontiert: der Armut und der Mühsal, der Krankheit und dem Tod der Menschen. Erschüttert über all das Leid in der Welt beschloss er, seine Frau, sein Kind und all den Glanz, Luxus und Überfluss des Palastlebens hinter sich zu lassen. Von nun an lebte er als Bettler in strenger Askese, auf der Suche nach Frieden. Doch auch die Kasteiung und das Mönchsleben brachten ihm keinen Frieden. Letztendlich erkannte er, dass weder Überfluss noch Selbstkasteiung zur Wahrheit führen und erlangte damit im Alter von 35 Jahren unter einem Feigenbaum die Erleuchtung.

Diese Geschichte liefert uns ein gutes Beispiel, damit kann der goldene Mittelweg als Metapher für alles in unserem Leben angesehen werden. Es ist wichtig, dass wir uns in unserer Mitte einpendeln und von da aus die beiden Seiten der Polaritäten erkunden. Doch immer mit dem Bewusstsein, uns wieder und immer wieder in die Mitte zurückzubegeben. Viele von uns missverstehen den Begriff des Mittelweges und glauben, dass dieser Weg ein langweiliger, lauwarmer und öder ist. Doch es geht nicht darum, sich aus dem Leben herauszunehmen, um ja keinen Versuchungen zu erliegen. Wir dürfen und sollen alles, was wir möchten, erfahren. Wir müssen aber auch mit den Konsequenzen unseres Handelns leben. Den Weg der Mitte zu gehen, ist eine Kunst, eine Gratwanderung. Es liegt an uns, herausfinden, wie weit wir vom Weg abweichen können, um nicht ins Extreme zu gelangen. Wie viel vom Kuchen können wir essen, um nicht wieder der verführerischen Versuchung des Zuckers zu verfallen? Wie lange muss eine Tafel Schokolade reichen? Eine Woche oder einen Monat, damit sie nicht die Macht über uns wiedererlangt? Ich denke, das ist für jeden Menschen anders, weil jeder Einzelne von uns einen spezifischen Zugang zu Zucker hat und der Körper mehr oder weniger heftig auf die süße Droge reagiert.

Meine Aufgabe ist es, jetzt für mich herauszufinden, wo dieser goldene Mittelweg in Bezug auf Zucker liegt. Ich weiß, dass ich eine sehr niedrige Toleranz für Süßigkeiten habe. Milchschokolade zum Beispiel lässt mich gleich einmal in ein Extrem pendeln, wo die Zuckersucht ihren hässlichen Kopf zeigt und ich mit einem sofortigen Verlangen nach mehr zu kämpfen habe. Dunkle Schokolade mit mindestens 70 Prozent Kakaoanteil hingegen kann ich genießen, ohne heißhungrig zu werden und mehr als ein Stückchen haben zu wollen. Wenn ich mir ein kleines Dessert nach dem Mittagessen erlaube, passiert gar nichts. Esse ich hingegen Süßes zwischendurch am Nachmittag, wenn ich zu Hause am Schreibtisch arbeite, ist das keine gute Idee. Denn dann schaltet sich die Vernunft bei mir aus und ich denke: Eigentlich habe ich genug getan für heute. Warum gönne ich mir nicht noch mehr Süßes und verschiebe den Rest der Arbeit auf morgen? Wenn ich diesem Impuls nachgebe, dann habe ich nicht nur den restlichen Nachmittag, sondern auch den nächsten Vormittag vergeudet. Denn dann fühle ich mich durch die zusätzliche Dosis Zucker müde und schlapp, und meine Laune ist im Keller. Für mich hat sich auch die Definition von Genuss geändert. Unter wahrem Genuss verstehe ich Genuss ohne spätere Reue. Mein Genuss soll anhalten, auch wenn ich schon lange fertig bin mit dem aktuellen Vorgang des Naschens. Denn was habe ich von einer Befriedigung, die nur kurz andauert, ich mich aber noch lange nachher nicht gut fühle?

Auch jeden Tag etwas »kleines Süßes« zu essen, so wie ich es mir früher genehmigt habe, ist nicht die beste Idee. Denn es wird zur Gewohnheit. Und kaum habe ich mich versehen, klebt diese Gewohnheit an mir wie Kaugummi und lässt mich unfrei werden. Dieses »sich mit Süßigkeiten belohnen« hat mich dann im Griff. Auch wenn ich mir sage: »Ist eh nur ein Keks oder ein Müsliriegel oder ein kleines Nusskipferl – das habe ich mir doch verdient!« Dabei lüge ich mir selbst in die Tasche. Ich habe es mir verdient, mich wohlzufühlen, gesund zu sein und mich am Leben zu freuen. Mit einer täglichen Portion Süßem, die sich dann um meine Hüften legt und mir die Laune auf den nächsten Tag verdirbt, hat das nichts zu tun. Es sind alles Dinge, die ich tue, die mir aber letztendlich dabei im Weg stehen, Veränderungen in meinem Leben zu bewirken. Ich kenne mich und meinen Körper in der Zwischenzeit schon sehr gut. Ich kann es drehen und wenden, wie ich will, Fazit ist: Zu viel naschen tut mir einfach nicht gut. Ich möchte andere Dinge finden, die mir ein Hochgefühl geben. Aber ein Hochgefühl, das bleibt, und nicht meiner Gesundheit schadet. Ich nehme mir ganz fest vor: In Zukunft werde ich mir nur dann Süßes genehmigen, wenn ich es wirklich, wirklich, wirklich will. Erst wenn ich dreimal wirklich den Genuss und die Süße möchte und brauche, dann werde ich mich bewusst dafür entscheiden. Das ist für mich der goldene Mittelweg bei Zucker. Er ist sicher nicht der Weg, bei dem sich jeder einpendeln will, doch für mich passt er so. Alles andere ziehe ich gar nicht erst in Erwägung.

Neue Gewohnheiten

Warum ist es für manche von uns so schwierig, gewisse Dinge im Leben zu verändern? Alte Gewohnheiten links liegen zu lassen und etwas Neues zu beginnen? Oft lesen wir Geschichten von Menschen, die von einem Tag auf den anderen ihr Leben radikal umgestellt haben. Sie haben Junkfood und Schokolade ade gesagt und begonnen, intensiv Sport zu betreiben. Sie haben das geschafft, was wir glauben, niemals zu schaffen. Sie haben alle Hürden und Stolpersteine auf ihrem Weg bravourös gemeistert und leben ein völlig neues, glückliches Leben.

Warum gelingt das diesen Menschen und uns nicht, fragen wir uns? Nun, die Antwort ist ganz simpel: Wir kennen nur die oberflächliche Erfolgsgeschichte dieser Menschen. Würden wir ihr Leben genau durchleuchten, würden wir sehen, dass der Weg doch nicht ein so einfacher war, dass sie viele Kämpfe mit sich kämpfen mussten, um an ihr Ziel zu gelangen. Dass auch sie zwischendurch gestolpert sind, verzweifelt waren und vielleicht aufgeben wollten. Doch sie haben nicht aufgegeben. Nehmen wir den Marathonläufer, der beim Zieleinlauf jubelnd gefeiert wird. Oder die Dame, die beim Abnehmkontest einer Zeitschrift gewonnen hat und erschlankt und glücklich in die Kamera lächelt. Wir sehen bei anderen Menschen immer nur die Momentaufnahme. Wir sehen nicht den Weg, den sie dafür gehen mussten.

Veränderung ist möglich. Für jeden von uns. Auch wir können in unserem Leben Erfolgsgeschichten schreiben, nicht nur ein paar Einzelne von uns, die dann von uns hochgejubelt und bewundert werden. Was wir immer übersehen, ist: Neue Gewohnheiten erfordern Arbeit – intensive Arbeit sogar. Wer seine Gewohnheiten verändern will, muss auch wirklich dazu bereit sein, etwas dafür zu tun und darf nicht gleich aufgeben, wenn die erste Herausforderung kommt, die erste Hürde unsere Motivation schwächt.

Bevor wir etwas verändern, müssen wir erkennen, dass unsere Gewohnheiten enorm stark sind. Das hat durchaus seinen Grund, denn Gewohnheiten bringen Stabilität und Sicherheit in unser Leben. Sie sind wie Trampelpfade, die immer wieder gegangen werden, und sich durch die ständige Wiederholung in die Gehirnstruktur eingeprägt haben. Gewohnheiten haben ja auch ihr Gutes, sind sogar sehr wichtig. Unser Alltag ist geprägt von Gewohnheiten. Wir würden wesentlich mehr Zeit brauchen und überfordert sein, wenn wir jedes Mal nachdenken müssen, wie wir uns die Zähne putzen oder den Weg zur Arbeit finden. Denn jede Gewohnheit bringt uns auch eine Belohnung.

Wir putzen uns die Zähne, und werden mit einem sauberen Gefühl im Mund belohnt. Wir schalten den Fernseher ein, und schon entspannen wir uns. Wir essen Schokolade, und fühlen uns glücklich.

Doch Gewohnheiten haben auch eine Kehrseite. Sie schränken unsere Wahrnehmung ein, machen uns in unserem Verhalten unflexibel und starr. Die Schwierigkeit beginnt dann, wenn wir Gewohnheiten erlernt haben, die uns langfristig schaden, anstatt uns gesund zu erhalten. Zu viel und zu süßes Essen, den Abend vor dem Fernseher verbringen statt einen Yogakurs zu besuchen. Wir wollen sofort die Belohnung – wir wollen uns augenblicklich gut fühlen.

Der einzige Weg, die alten Gewohnheiten aufzugeben, ist also, neue Gewohnheiten zu erlernen und sie so lange auszuführen, bis sie genauso stark oder stärker als die ursprünglich erlernten sind. Es macht überhaupt keinen Sinn, sein altes Verhalten zu bekämpfen, sondern es geht darum, die neue Gewohnheit über die alte zu lagern. Und diese dann anstatt der alten Gewohnheit auszuüben. Immer wieder und immer wieder. Mit jeder Wiederholung wird die neue Gewohnheit stärker. Katja hat die Angewohnheit, am Nachmittag im Büro zu ihrer Tasse Kaffee einen Schokoriegel zu essen. Jetzt hat sie sich vorgenommen, sich gesünder zu ernähren und weniger Süßigkeiten zu essen. Ab sofort will sie den Kaffee und die Schokolade durch einen kleinen gesunden Snack ersetzen. Am nächsten Tag schneidet sie am Nachmittag in der Teeküche eine kleine Banane in Scheiben, sprenkelt etwas

Zimt und einen Esslöffel gerösteter Nüsse darüber und lässt sich den Snack schmecken. Die ersten paar Tage vermisst sie die Schokolade und den Kaffee ungemein, doch sie bleibt stark. Nach einer Woche fällt es ihr schon wesentlich leichter, nach drei Wochen denkt sie gar nicht mehr an die nachmittägliche Schokolade. Das alte Muster wird schwächer, das neue Muster stärker. Wir verändern durch ständiges Wiederholen die Strukturen in unserem Gehirn, und eines Tages läuft die neue Gewohnheit automatisch ab. Doch bis dahin ist es ein langer Weg und darauf sollten wir vorbereitet sein.

Wir müssen außerdem bedenken, dass die neue Gewohnheit mit einer Belohnung gekoppelt werden muss. Würde Katja im oben genannten Beispiel den Kaffee und die Schokolade ganz streichen und stattdessen nur ein Glas Wasser trinken, würde ihr die Veränderung wesentlich schwerer fallen und sie würde vielleicht bald zu ihrer alten Angewohnheit zurückkehren. Sie hätte das Gefühl, auf etwas zu verzichten und ihr Vorsatz, sich gesünder zu ernähren, würde bald an Attraktivität verlieren. Doch indem sie sich einen gesunden Nachmittagssnack gönnt, braucht sie auf nichts zu verzichten. Außerdem fühlt sie sich nachher viel besser und hat mehr Energie als nach der alten Angewohnheit. Die neue Gewohnheit mit einer Belohnung zu koppeln, ist also sehr wichtig. Nur dann werden wir in schwierigen Zeiten durchhalten. Wir müssen uns überlegen, was unser tiefster innerer Antrieb ist, und warum wir unser Leben verändern wollen. Denn das neue Verhalten fühlt sich vorerst unangenehm an, es bringt nicht immer sofortige Belohnung, wir müssen dranbleiben und uns immer wieder motivieren. Kleine Schritte zu gehen und jeden Tag bewusst ins neue Verhalten hineinzuwachsen, ist in meinen Augen die richtige Herangehensweise.

Denn wenn wir alles auf einmal radikal verändern wollen, überfordern wir uns und unser Gehirn, und das Scheitern ist schon vorprogrammiert.

Sehr oft wird auch der »innere Schweinehund« als Ausrede genommen, warum wir unser Verhalten nicht verändern können. Wir haben es sicher schon einmal gehört – oder vielleicht sogar selbst gesagt: »Ich möchte gesünder essen und mehr Sport betreiben, aber mein innerer Schweinehund hält mich davon ab.« Wenn wir uns den inneren Schweinehund vorstellen, wie er faul auf der Couch liegt, mag das ja ein ganz hübsches Bild abgeben. Im Grunde genommen gibt es dieses Tier jedoch gar nicht, es ist nur eine Erklärung, was in unserem Inneren abläuft, wenn wir in unserem Leben etwas verändern wollen. Auf der einen Seite bringt uns unsere alte Lebensweise viele Vorteile, sonst würden wir sie ja nicht so lange beibehalten haben. Wir können faul sein, entspannen, es uns gut gehen lassen. Doch wir wollen auch die Vorteile eines aktiven Lebens: uns in unserem Körper wohl und lebendig fühlen, fit und wach sein. Beides können wir nicht haben, glauben wir. Dadurch entstehen innere Spannungen, die sehr schwer auszuhalten sind. Und wer gewinnt? Unsere alte Gewohnheit. Wir nennen sie dann den inneren Schweinehund.

Doch der Glaube an den inneren Schweinehund ist ein ganz typischer Fall von »Zebradenken«, so wie es im letzten Kapitel beschrieben wurde. Wir brauchen uns nicht zu entscheiden zwischen Genuss und Entspannung (auf der Couch liegen und Schokolade essen) und Aktivität (zur Gymnastikstunde gehen). Beides sind Bedürfnisse, die wir erfüllt haben wollen, um ein ausgeglichenes Leben zu führen. Die Entscheidung zu treffen, das süße Leben aufzugeben und nie wieder Zucker zu essen, würde dieser Denkweise entsprechen. Hin und wieder Süßes zu genießen und das Leben aktiv zu gestalten, ist die gesunde Herangehensweise – der goldene Mittelweg.

Das ist jetzt auch mein Ziel. Ich werde mir meine alten Gewohnheiten, die mir nicht mehr dienen und die ich nicht mehr haben möchte, ganz genau ansehen. Wie kann der zuckerfreie Alltag bei mir aussehen? Wie kann ich trotzdem den Genuss behalten? Wo erlaube ich mir Süßes? Was ist die Belohnung, die ich erhalte, wenn ich meine Komfortzone aufgebe, Altes hinter mir lasse und neue Wege beschreite? Das sind Fragen, die bei mir einiges Umdenken verlangen.

Superfoods

Ich werde also in Zukunft nur mehr selten Süßes essen. Vielleicht bei meinem monatlichen Besuch meiner Eltern ein Stück Torte oder ein kleines Dessert bei einer Einladung im Restaurant. Ein kleines Stück Schokolade hin und wieder. Doch es soll die Ausnahme sein und nicht zur Gewohnheit werden. Wenn ich Süßes esse, soll es etwas Besonderes sein. Deshalb mache ich mich daran, nach Alternativen zu suchen, die meinen kleinen Süßhunger stillen und mir auch guttun.

Zuerst einmal führt mich mein Weg in das Geschäft, dessen Leckereien ich bei meinem Treffen mit Dr. Matthai im Dezember schon kennengelernt, aber nicht gekostet habe. In einem winzig kleinen Laden bietet die junge Besitzerin allerhand Süßspeisen, aber auch Pizza, Pasta und Sandwiches aus Rohkost an. Da gibt es rohe Schokolade, aus reinem Kakao hergestellt, sowie kleine Törtchen und Muffins, die aus biologischen Zutaten schonend verarbeitet werden. Alles wird ohne den üblichen Haushaltszucker zubereitet. Stattdessen wird mit verschiedenen Trockenfrüchten und etwas Ahornsirup gesüßt. Ich entscheide mich für eine Tafel handgeschöpfter Schokolade mit Goji-Beeren und Datteln. Außerdem nehme ich eine Packung Edel-Kakaobohnen sowie eine Packung Edel-Kakaostücke mit.

Wer an den übersüßten Geschmack von Milchschokolade gewöhnt ist, wird mit Kakaobohnen nicht viel Freude haben.

Als mich vor einiger Zeit eine Freundin diese rohen, naturbelassenen Bohnen kosten ließ, war ich vollauf begeistert. Die Kakaobohnen werden aus der Frucht gelöst und sonnengetrocknet. Sie sind weder fermentiert noch geröstet, und haben einen wunderbaren, leicht herben, aber doch intensiven Geschmack. Nicht von ungefähr wurde roher Kakao als Nahrung der Götter angesehen, wir sprechen auch vom »Gold der Azteken«. Die Kakaobohne hat eine hohe Konzentration an natürlichen Antioxidantien, ist eine der besten Quellen für Magnesium und unterstützt Herz und Gehirn. Auch soll sie depressive Verstimmungen vermindern. Eine Bohne zum Kaffee gekaut ersetzt jede noch so gute Schokolade. Die Edelkakaostücke kann ich ins Müsli mischen, ins Joghurt einrühren oder damit dem Obstsalat eine interessante Note geben.

Zufrieden über meine Einkäufe mache ich mich in den nahe gelegenen veganen Supermarkt auf. Hier gibt es eine große Auswahl an ungewöhnlichen Süßigkeiten: Cashew-Energiekugeln und Schokokugeln, die nur mit Datteln gesüßt sind, Dinkelbrezel und Kokos-Leckerli mit Reissirup verfeinert oder Kichererbsenkonfekt mit Vollrohrzucker. Ich kann mich gar nicht sattsehen an den vielen Variationen, die in den Regalen eingeordnet sind. Alles sieht sehr exklusiv aus, ist liebevoll verpackt und auch dementsprechend teuer. Eines ist mir schon klar: Qualität hat ihren Preis. Doch meine Entscheidung ist, wenig von guter Qualität zu genießen, und diese jedem überzuckerten Billigprodukt vorzuziehen. Qualität vor Quantität also. Ich entscheide mich letztendlich für eine Packung Vollkorn-Dinkelkekse, die nur mit Dinkelsirup gesüßt sind.

Ich stöbere weiter in den Regalen nach anderen sogenannten »Superfoods«, zu denen auch die Kakaobohnen gehören. Der Begriff »Superfoods« wird für Lebensmittel verwendet, die über einen besonders hohen und konzentrieren Anteil an wertvollen Inhaltsstoffen verfügen. Auch die Goji-Beeren zählen dazu. Diese kleinen, süßen, rosinenähnlichen Beeren werden sogar als Glücksbeeren bezeichnet. In der chinesischen Heilkunde gelten sie nämlich als eines der wichtigsten Nahrungsmittel. Goji-Beeren wirken stimmungsaufhellend, geben Kraft, Ausdauer und Jugendlichkeit und haben eine lebensverlängernde Wirkung. Sie dämpfen das Hungergefühl und stillen das Verlangen nach Süßem. Ein wirkliches Wundermittel also. Heute brauche ich keine zu kaufen, denn ich habe einen kleinen Vorrat an Goji-Beeren zu Hause. Schon seit längerer Zeit verwende ich sie zum Verfeinern meines Getreidefrühstücks. Doch eine Packung Chia-Samen wandert in meinen Einkaufswagen. Schon seit längerer Zeit nehme ich mir vor, diese zu probieren. Die winzig kleinen, dunklen Samen stammen ursprünglich aus Mexiko und wurden schon von den Azteken und Mayas verwendet. Sie enthalten hochwertiges Öl und Protein, sind vitamin- und mineralstoffreich sowie reich an Antioxidantien. Chia-Samen wirken darmreinigend und spenden Energie. Das Beste von allem: Sie vermindern das Verlangen nach Süßigkeiten und Junkfood, da sie durch ihren hohen Ballaststoffgehalt über eine längere Zeitdauer hinweg wertvolle unraffinierte Kohlenhydrate ans Blut abgeben und somit den Blutzucker konstant halten. Ein wahres Superfood also, ich bin schon sehr gespannt, wie diese Wundersamen schmecken.

Da entdecke ich noch Erdmandeln, auch dieses besondere Superfood habe ich bis jetzt nicht gekostet. Erdmandeln, auch Tigernüsse oder Chufa genannt, wurden schon im antiken Ägypten verwendet. Sie wachsen als unterirdische Knöllchen einer Gräserart, und sehen für mich aus wie eine Kreuzung aus Kichererbsen und Haselnüssen. Erdmandeln enthalten wertvolles, leicht verdauliches Eiweiß, zahlreiche Vitamine, Mineralstoffe und hochwertige Fette. Durch den hohen Ballaststoffgehalt sorgen sie für eine gesunde Darmflora und eine regelmäßige Verdauung. Die Erdmandeln gibt es als ganze Stücke, als Mehl oder auch in gehobelter Form. Ich entscheide mich für die Erdmandel-Blättchen. Diese kann ich wunderbar über den Salat oder das Müsli streuen.

Zum Abschluss nehme ich noch ein kleines Fläschchen Kokoswasser. Seit ich dieses Getränk in Brasilien entdeckt habe, bin ich davon begeistert. Ich liebe Kokoswasser. Es ist erfrischend, mit einer leichten Süße, und der Geschmack nach Kokos bewirkt bei mir ein sofortiges Urlaubsfeeling. Dass dieses Wasser auch noch ein sehr wertvolles Nahrungsmittel ist, macht es noch besser.

Doch nun ist es genug mit dem Einkaufen. Ich gehe zur Kassa, zahle die Rechnung und fahre zufrieden nach Hause. Diese paar sehr wertvollen Lebensmittel, die ich heute erstanden habe, werde ich bewusst und achtsam genießen.

In der Wohnung angekommen, packe ich meine Schätze aus und verstaue sie im Küchenschrank. Die Chia-Samen öffne ich sofort und weiche zwei Teelöffel davon mit ein paar Goji-Beeren in einer Tasse Reismilch ein. Ich lasse die Tasse zwei Stunden lang im Kühlschrank stehen und koste dann gespannt von dieser neue Speise. Sie schmeckt wunderbar!

Die Macht von Sauerkraut

Die »Superfoods« aus dem vorigen Kapitel sind ziemlich exotisch und teilweise bei uns nicht wirklich bekannt. Es gibt jedoch ein tolles Nahrungsmittel, das wir alle kennen, und das hervorragend gegen das Verlangen nach Süßem wirkt: Sauerkraut.

Leider ist Sauerkraut in der heutigen Zeit bei uns ziemlich altmodisch geworden und wird relativ selten gegessen. Nicht so früher. Da brachte es die Menschen über die kalte Jahreszeit und lieferte ausreichende Mengen an Vitamin C und anderen Vitalstoffen, die uns fit und gesund über den Winter kommen ließen. Heute haben wir das ganze Jahr über ein großes Angebot an Obst und Gemüse, wir können aus dem Vollen schöpfen. Tropische Früchte zu essen, ist weitaus interessanter geworden als Sauerkraut.

Was macht das Sauerkraut eigentlich so wertvoll? Es ist lebendige Nahrung, denn es enthält natürliche Enzyme und aktive Milchsäurebakterien. Diese befinden sich bereits im rohen, unverarbeiteten Kraut. Wird das Gemüse durch Sauerstoffabschluss, warme Temperaturen und einem flüssiges Milieu (man spricht hier von Fermentation) für längere Zeit gelagert, wird der im Kraut enthaltene Zucker durch diese Enzyme verarbeitet. Außerdem verwerten sie die Zellulose und machen damit das Kraut leichter verdaulich. Bei der Fermentation vermehren sich die Mikroorganismen massenhaft, Sauerkraut wird somit zu einem probiotischen Nahrungsmittel. Probiotisch heißt, dass diese Milchsäurebakterien sich im Darm ansiedeln und die dort heimischen Bakterien bei der Verdauung unterstützen. Somit harmonisieren Probiotika die Darmflora und sorgen für eine optimale Funktion unserer Verdauungsorgane. Da sich ein großer Teil unseres Immunsystems im Darm befindet, ist ein gesunder Darm die Grundlage für unser Wohlbefinden.

Unkontrollierter Appetit und Süßhunger entstehen sehr oft auch dann, wenn im Darm die schädlichen Mikroorganismen dominieren. Durch Einbau von Sauerkraut in unsere Ernährung kann diesem Umstand ein Riegel vorgeschoben werden. Denn durch dessen regelmäßigen Genuss verschwinden die Gelüste nach Süßem mit der Zeit. Das sind ziemlich gute Nachrichten. Wer Sauerkraut nicht unbedingt mag, kann auf Sauerkrautsaft oder auf anderes fermentiertes Gemüse zurückgreifen.

Doch beim Einkauf ist Vorsicht geboten, denn im Handel ist rohes Sauerkraut und rohes fermentiertes Gemüse selten geworden. Die Produkte sind oft pasteurisiert, und haben damit ihre nützlichen Eigenschaften verloren. In manchen Naturkostläden kann man frisches, rohes Sauerkraut, direkt aus dem Holzbottich finden. Ich habe mir einen kleinen Vorrat an Sauerkrautsaft angelegt, auch frisches, rohes Sauerkraut habe ich im Kühlschrank. Jeden Tag eine winzige Portion davon oder ein kleines Gläschen vom Saft, und ich kann sogar auf das Stück dunkle Schokolade zum Kaffee verzichten. Nicht immer. Aber ich übe mich darin.

Doch nicht nur Sauerkraut hilft gegen die süßen Gelüste. Auch fermentierte Milchprodukte, wie im Handel erhältliches Joghurt, Kefir und Acidophilus-Milch, können dagegen eingesetzt werden. Sie entstehen dann, wenn die Milch mit verschiedenen Milchsäurebakterien beimpft und dadurch der Milchzucker in Milchsäure umgewandelt wird. Auch hier wirken sich die darin enthaltenen Bakterien positiv auf die Darmflora aus.

Auch Miso, Tempeh, Sojasauce und Kimchi gehören zu den Produkten, die durch Fermentation entstanden sind und einen hohen gesundheitlichen Wert haben. Miso, Tempeh und Sojasauce werden allesamt aus Sojabohnen gewonnen. Miso ist eine Paste aus vergorenen Sojabohnen, Reis und Gerste. Die meisten von uns kennen Miso-Suppe, ein japanisches Nationalgericht, das aus Miso-Paste, Fischsud, Tofustücken und Meeresalgen hergestellt wird. Die Paste selbst kann vielfältig eingesetzt werden. Sie macht jede Suppe und Soße würzig und gibt dem Salatdressing einen besonderen Kick. Ich habe schon seit längerer Zeit einen großen Becher Miso aus dem Naturkostladen in meinem Kühlschrank stehen und bin begeistert von seinem speziellen Geschmack. Vor allem Gemüse und Suppen würze ich gerne damit.

Auch Tempeh ist ein traditionelles Fermentationsprodukt und stammt aus Indonesien. Für dessen Herstellung werden gekochte Sojabohnen mit verschiedenen Schimmelpilzen beimpft. Tempeh kann gebraten oder gekocht genossen werden und erfreut sich auch bei uns immer größerer Beliebtheit.

Die allseits beliebte Sojasauce wird aus fermentierten Sojabohnen hergestellt und gibt jedem asiatischen Gericht eine besondere Note. Bei Sojasauce unterscheidet man zwei verschiedene Arten. Zur Herstellung von Tamari werden nur Sojabohnen und Salz verwendet, während bei Shoyu noch Weizen verwendet und dadurch ein milderer Geschmack erzielt wird.

Eine Besonderheit unter den fermentierten Lebensmitteln ist Kimchi. Kimchi stammt aus Korea und ist milchsauer vergorenes Gemüse, ähnlich dem Sauerkraut. Meist wird dazu Chinakohl verwendet, aber auch Gurken, Lauch oder Rettich. Kimchi wird in Korea zu jedem Essen gereicht und hat alle Vorzüge eines fermentierten Lebensmittels wie Stärkung des Immunsystems und die Regulierung der Verdauung. Ich finde im Internet ein Video, in dem gezeigt wird, wie man selbst Kimchi für den Hausgebrauch zubereitet. Das erweckt sofort die Lust in mir, etwas damit zu experimentieren. Vielleicht kann ich bald schon selbst gemachtes Kimchi essen – es wäre eine kulinarische Abwechslung zum Sauerkraut.

Zwei Dinge haben diese fermentierten Produkte gemeinsam: Sie sind wahre Gesundheitsbomben und helfen uns außerdem dabei, dass unsere Gier nach Zucker abnimmt. Schon allein deshalb ist es empfehlenswert, sie regelmäßig zu genießen.

Die Welle reiten

Heute ist eine gute Möglichkeit für mich, alles was ich weiß und gelernt habe, in die Tat umzusetzen. Denn gerade eben hat mich der Heißhunger auf Süßes überfallen. Ich nenne es auch ein »Zuckercraving« – ein starkes Verlangen nach Zucker. Vor etwa einer Stunde habe ich zu Mittag gegessen. Eine große Portion Gemüse mit Tofu, eine Kartoffel, dazu noch Salat. Als Abschluss eine Tasse Kaffee. Ich dürfte also nicht hungrig sein, bin es auch gar nicht. Doch da ist dieses starke Verlangen nach etwas Süßem. Mir kommt vor, als würden alle Süßigkeiten dieser Welt nach mir rufen. Sirenengleich, mit schmeichelnder Stimme ihre Netze auswerfen und mir dabei alles Glück dieser Welt versprechen – wenn ich dem Verlangen nur nachgebe. Ich fühle, wie die Kraft von mir abfließt, jegliche Vernunft droht, zu entweichen. Alles in mir ist angespannt, meine Emotionen sind aufgewühlt. Ich sehne mich nach Entspannung, nach Erlösung. Zucker als Lösung. Nein – eben nicht!

Ich kenne diese Zuckercravings. Sie können einem den ganzen Tag ruinieren. Wenn sie wirklich stark sind, hilft kein Sauerkrautsaft, kein Zähneputzen oder Kaugummikauen. Gibt man der Heißhungerattacke dann doch nach, wird meist jegliche Vernunft ausgeschaltet. Aus dem Stück Schokolade, mit dem man die Attacke stoppen will, wird eine ganze Tafel. Aus drei kleinen Keksen die ganze Packung. Und oft noch mehr. Ich habe am eigenen Leib erlebt, wie man innerhalb einer Hundertstelsekunde von einem bewussten Esser zu einem gierigen Vielfraß wird. Nicht mehr mit mir! Dort will ich nicht mehr hin, in diese Falle will ich nicht mehr tappen.

Was erschwert die momentane Situation noch? Es ist Punkt eins meiner Stolpersteinliste. Ich habe Süßigkeiten im Haus. Von meinem Einkauf vor einigen Tagen liegen unschuldig die Packung Dinkelkekse und die Tafel der handgeschöpften Schokolade verpackt im Küchenschrank. Sofort beginnen zwei Stimmen in meinem Kopf miteinander zu diskutieren. Die lautere Stimme klingt sehr einschmeichelnd: »Nur ein kleines Stück von der Schokolade kosten. Du weißt noch gar nicht, wie sie schmeckt. Dazu ein kleiner Keks. Das schadet doch nicht!«. Die andere Stimme hingegen ist sehr ernst: »Fordere es nicht heraus! Du weißt doch, wie das enden kann. Ein kleines Stück wird dir nicht reichen, ein kleiner Keks auch nicht. Willst du dir den Tag verderben? Er ist doch bis jetzt so gut verlaufen und du fühlst dich wohl. Warum willst du alles aufs Spiel setzen, nur um deine Gier zu befriedigen?« »Nur kosten, nur kosten!«, schmeichelt wieder die andere Stimme. »Es passiert schon nichts, sei doch nicht so eine Spaßbremse«!

Doch diesmal wirkt die Schmeichelei nicht bei mir. Denn ich habe die allerbeste Strategie, wie ich mit dieser und jeder weiteren Heißhungerattacke umgehen werde. Nicht umsonst habe ich mich eine sehr lange Zeit damit auseinandergesetzt, wie ich erfolgreich mit den verschiedenen Abstufungen des Heißhungers umgehen kann. Ich weiß, es gibt unterschiedliche Handlungsmöglichkeiten gegen Heißhunger oder Zuckercraving. Jeder muss jene Methode herausfinden, die am besten für ihn passt. Für mich gibt es momentan nur eine Lösung: Ich werde die Welle reiten.

Was ist das mit dem Wellenreiten, werden Sie sich jetzt fragen? Die Welle reiten – im englischsprachigen Raum auch »Urge Surfing« genannt – ist eine mentale Technik, mit der Sie einem starken Verlangen begegnen können, ohne darauf zu reagieren oder impulsiv zu handeln. Sie wird auch in der Suchttherapie beim Abstinent-Bleiben von Alkohol oder Drogen eingesetzt und basiert auf Achtsamkeit und völliger Hingabe an den Moment, so wie er gerade ist. Ein »Zuckercraving« schreit nach Handlung. »Hol dir die Schokolade aus der Lade!« oder »Zieh dir die Schuhe an und flitze zur Bäckerei um ein Nusskipferl!« Doch die Achtsamkeit sagt: »Lass dich ein auf den Moment. Atme. Nimm bewusst dein Unwohlsein wahr. Betrachte deine Gier, deine Zwanghaftigkeit, deine Zebragedanken. Lass alles so sein, wie es ist. Der Moment ist perfekt. Er ist so wie er ist, weder gut noch schlecht. Er bleibt auch nicht so wie er ist, denn er macht Platz für den nächsten Moment, und auch der ist wieder so wie er ist. Anders. Perfekt. Nichts bleibt bestehen, alles ist im Fluss. Dinge kommen und gehen wieder. Wie die Wellen im Meer. Das Verlangen, das gerade hier ist, wird wieder schwächer werden. Das ist die Natur der Dinge. Beobachte einfach.«

Somit reiten wir die Welle. Manche Wellen sind stärker, manche schwächer. Am Anfang ist es enorm schwierig, sich auf der Welle zu halten, dann – nach einiger Übung – kann es sogar Spaß machen, wir reiten die Welle mit Kraft und Anmut.

Genau das tue ich jetzt. Ich setze mich auf die Couch und spüre förmlich, wie die Süßigkeiten im Küchenschrank ihre Fangarme nach mir ausstrecken. Das Verlangen aufzustehen, die Tafel Schokolade zu öffnen und eine Rippe davon abzubrechen, ist groß. Ich atme. Ich beobachte mein Verlangen. Auf einer Skala zwischen null und zehn – wenn null gar kein Verlangen bedeutet und zehn extremes Verlangen, das fast nicht mehr auszuhalten ist –, würde ich es auf einer glatten Acht einordnen. Sehr heftig also. Ich atme weiter, sehe mich im Raum um, konzentriere mich auf meine Sinne. Ich betrachte das Bild an der Wand, während mein Verlangen da ist. Ich spüre bewusst den Stoff des T-Shirts auf meiner Haut. Ich blicke aus dem Fenster, nehme den blauen Himmel wahr, die luftigen weißen Wolken, die Taube, die am Dach des Nachbarhauses sitzt. Das Verlangen nimmt ab. Ich beobachte auch das. Vielleicht ist es jetzt nur mehr eine Fünf auf der Skala. Ich merke, wie sich mein Körper entspannt. Wie meine Gedanken freundlicher werden. Ich beobachte auch diese, lasse sie vorbeiziehen. Die Welle flacht ab, mein »Zuckercraving« ist fast nicht mehr spürbar. Ich sehe auf die Uhr. Es sind kaum 15 Minuten vergangen. In dieser kurzen Zeit ist meine Gier nach Zucker, einer Welle gleich, hochgeschnellt und wieder abgeflacht. Ich habe es geschafft. Es ist ein gutes Gefühl, seine Macht über den Zucker zu spüren, nicht nachzugeben.

Denn ich will nicht mehr, dass Süßigkeiten und Zuckerzeug Kontrolle über mich haben und Macht ausüben können. Ich möchte mich frei fühlen, auch wenn ich

Schokolade zu Hause habe und will nicht ständig auf der Hut sein. Denn nicht immer bin ich in einer Umgebung, die frei von ungesunden Verführungen ist. Je mehr ich lerne, die Welle zu reiten, desto freier werde ich mich fühlen. Bald kann ich den ersten Punkt auf meiner »Stolpersteinliste« streichen.

Backe, backe Kuchen

Heute finde ich endlich Zeit, um die Packung Birkenzucker (der Zuckeralkohol aus der Rinde) und Sukrin (aus dem Zuckeralkohol Erythritol), die ich während meiner zuckerfreien Phase im Bioladen gekauft habe, auszuprobieren. Ich entschließe mich dazu, Cookies mit Birkenzucker und einen Kuchen mit Sukrin zu backen. Morgen steht ein Besuch bei meinen Eltern an, da können die Ergebnisse gleich verkostet werden.

Ich blättere durch das Backmagazin, das mir meine Schwester Paula vor Kurzem zum Schmökern geborgt hat. Darin gibt es Bilder von gefüllten Vanille-Muffins, Käsekuchen mit Karamellcreme und Schokoguss, Eierlikörtorte mit drei verschiedenen Cremes gefüllt und Orangenkuchen in Herzform. Die Abbildungen der verschiedenen Leckereien sehen toll aus. Doch irgendwie sind sie sehr aufwendig in der Zubereitung. Ich mag es lieber unkompliziert und entscheide mich für einen einfachen Karottenkuchen. Vegan und ohne Glasur. Für die Cookies nehme ich ein Rezept aus Dinkelmehl und Schokosplitter, das ich schon einige Male ausprobiert habe. Mit Feuereifer mache ich mich ans Werk. Der Cookieteig ist schnell zubereitet, obwohl ich etwas improvisieren muss. Denn ich stelle fest, dass ich keine gemahlenen Nüsse zu Hause habe und ich habe keine Lust, hinauszugehen, um mir welche zu besorgen. Deshalb verwende ich als Alternative geschrotete Leinsamen. Diese sind auch fettreich so wie die Nüsse, und machen das Ganze sogar noch gesünder. Doch leider werden die Cookies nicht ganz nach meinen Vorstellungen. Obwohl der rohe Teig sehr kompakt ist, zerfließt er beim Backen. Aus den kleinen, runden Teigknöpfen bilden sich große, unförmige Fladen auf dem Blech. Ist es der Birkenzucker oder sind es die Leinsamen, die dieses Malheur bewirkt haben? Dann vergesse ich fast darauf, das Blech aus dem Rohr zu holen und die Cookies werden ziemlich braun und knusprig. Das deprimiert mich ziemlich. Ich habe schon längere Zeit nichts mehr gebacken, habe ich vielleicht die Übung verloren? Gedankenverloren probiere ich eines der noch ofenwarmen Cookies. Sie schmecken ziemlich fade, und durch den Birkenzucker habe ich einen kühlen Nachgeschmack im Mund, so als hätte ich ein Pfefferminzbonbon gelutscht.

Trotz dieses kleinen Misserfolgs packe ich die Cookies in eine Dose für meinen morgigen Besuch am Land. Dann mache ich mich an das Backen des Kuchens und verwende dafür Sukrin, den kalorienfreien Zuckerersatz aus Erythritol. Der Kuchen entschädigt mich für die vorangegangene Niederlage, denn er gelingt mir wunderbar. Nach dem Erkalten schneide ich ein winzig kleines Stückchen davon ab und koste davon. Der Karottenkuchen schmeckt toll. Er ist flaumig und saftig und ich merke gar nicht, dass statt Zucker ein anderer Ersatzstoff verwendet wurde. Ich packe den Kuchen ein, gemeinsam mit dem restlichen Inhalt der Birkenzucker- und Sukrinsäckchen.

Als ich am nächsten Tag bei meinen Eltern ankomme, ist gerade Kaffeezeit. Ich drapiere meinen Karottenkuchen und die etwas zu dunkel geratenen Kekse auf einem Teller und decke den Tisch. Meine Mutter hat Apfelkuchen und Zimtschnecken gebacken. Mit Zucker, versteht sich. Da gibt es einiges zu verkosten. Meine Schwestern Simone und Zoe sind auch hier, ebenso mein Bruder. Wir haben uns schon längere Zeit nicht gesehen und bringen uns auf den momentanen Stand, tauschen Erlebnisse und Neuigkeiten aus. Ich erkundige mich bei meinen Schwestern, die auch beide ihre 100 zuckerfreien Tage erfolgreich beendet haben, wie es ihnen seit den Feiertagen ergangen ist. Zoe wollte ihre zuckerfreie Ernährung beibehalten, hat es aber nicht geschafft. Bei weißer Nussschokolade wird sie wieder schwach. Sie versucht aber, so gut es geht, die Balance zu halten. Auch Simone ist wieder der Anziehung der Süßigkeiten erlegen. Doch meine beiden Schwestern machen sich keinen Kopf deswegen. Für Simone und Zoe waren diese 100 Tage ohne Zucker ein interessantes Experiment, doch jetzt genießen sie wieder die Süßigkeiten. Ich war und bin diejenige in der Familie, die ihre Erfahrungen zu einem gewissen Extrem auslebt, tief eintaucht und alles herausholt, was es zu holen gibt. Doch über eines sind wir uns alle drei einig: Um mit Zucker angemessen umzugehen, muss man sich seiner Motivation, sich gut zu ernähren und das Richtige zu essen, bewusst sein und darf nicht jedem Impuls nachgeben. Sich in neuen Gewohnheiten zu üben und die richtigen Entscheidungen zu treffen, ist nicht immer einfach, aber es wird mit der Zeit leichter.

Neugierig werden meine zuckerfreien Varianten von Cookies und Kuchen verkostet und ich erkläre, wo diese beiden Zucker, die ja gar keine sind, herkommen, wie sie hergestellt werden und was sie vom herkömmlichen Haushaltszucker unterscheidet. Wie vermutet, sind die Cookies nicht der große Renner, dafür findet der vegane Karottenkuchen großen Anklang. Dieses Rezept werde ich sicher wieder einmal verwenden, vielleicht sogar mit normalem Haushaltszucker. Denn der Preis von Birkenzucker und Sukrin ist wirklich ziemlich hoch.

Es ist gut zu wissen, dass es auch zum Backen von Kuchen, Keksen und Torten Alternativen zu Zucker gibt. Sicher könnte ich auch tolle Rezepte zum Backen mit Stevia finden, doch für den Moment habe ich wieder genug vom Backen. Ich habe nämlich nicht vor, diese neuen Zuckerarten als Vorwand zu nehmen, um mehr Kuchen zu essen. Süßes habe ich auf seinen Platz zurückgestellt, so wie ich es mir für das neue Jahr vorgenommen habe. Jetzt ist Mitte März und ich habe mich auf meinem goldenen Mittelweg ziemlich gut eingependelt. Kein tägliches Naschen, nur hin und wieder etwas Süßes, wenn ich wirklich große Lust danach verspüre. Ich möchte mir genug Zeit dafür geben, will mich nicht zu sehr disziplinieren, sondern liebevoll und mitfühlend mit mir meinen Weg weitergehen.

Schokolade einmal anders

»Ich habe zu Hause immer ein paar Becher Schokopudding im Kühlschrank«, erzählt meine Freundin Inga. »Wenn es draußen grau und nebelig und meine Stimmung im Keller ist, dann löffle ich einen Becher leer, manchmal sogar zwei.« Meine Klientin Michaela hat Liebeskummer. Am Abend, wenn ihre Tochter schläft, tröstet sie sich mit einer Tafel Schokolade. »Schokolade macht glücklich«, erklärt sie mir. Schokolade hat in der Tat einen Ruf als Stimmungsaufheller und Glücksmacher.

Was ist dran an dieser Aussage? Stimmt sie wirklich oder ist sie nur eine Ausrede für einen – oft zu hohen – Konsum an Schokolade? Dann bezeichnen wir uns als »Schokoholiker«, der seine tägliche Dosis Glück braucht. Das klingt irgendwie niedlich und hemmt unser schlechtes Gewissen.

Auf den ersten Blick mag an der Behauptung, dass Schokolade zu unserem Glück beiträgt, etwas dran sein. Denn sie enthält den Eiweißbaustein Tryptophan, aus dem Serotonin – das Glückshormon – entsteht. Außerdem finden wir in der Schokolade die Stimulantien Koffein und Theobromin, das Rauschmittel Anandamid und das Hormon Phenethylamin. Alle diese Stoffe heben die Stimmung. Doch um tatsächlich wirksam zu sein, müssten wir täglich sehr viel Schokolade essen, denn alle diese Stoffe sind nur in kleinsten Mengen enthalten. Das Glücklichmachende an der Schokolade sind eher die Kindheitserinnerungen, die wir damit verknüpft haben, das haben jedenfalls Wissenschaftler herausgefunden.

Nichtsdestotrotz, Schokolade enthält wertvolle Stoffe wie Flavonoide, die sich positiv auf die Herzgesundheit auswirken und den Blutdruck senken, sowie Magnesium, Kupfer, Eisen und Zink. Auch ist sie antioxidativ und macht freie Radikale unschädlich. Doch der Bestandteil, der die gesundheitlichen Aspekte der Schokolade wieder zunichtemacht, ist der darin enthaltene Zucker. Milchschokolade hat einen Zuckeranteil von 55 Prozent, das sind bei einer 100 Gramm Tafel 55 g Zucker, umgerechnet 18 Stück Würfelzucker. Eine ganze Menge also. Im Grunde genommen ist Milchschokolade ein Gemisch aus billigem Fett und Zucker. Leere Kalorien, die sich schnell an unsere Hüften kleben. Brauchen wir das wirklich? Deshalb ganz auf Schokolade zu verzichten, fällt uns aber dann doch schwer. Wir müssen es auch nicht. Die Lösung hier ist: den Zucker zu minimieren oder wegzulassen. Je dunkler die Schokolade – das heißt, je höher ihr Anteil an Kakao – desto gesünder ist sie. Ich habe mich schon vor langer Zeit auf den Genuss von dunkler Schokolade umgestellt, weil mir Milchschokolade gar nicht guttut. Wenn ich sie doch einmal nasche, merke ich sofort, dass die Gier einsetzt und ich nicht bei einem Stück oder einer Rippe bleiben will. Ich will dann gleich die ganze Tafel auf einmal aufessen. Deshalb halte ich mich fern davon. Bei dunkler Schokolade hingegen reicht ein Stück und ich habe nicht das Bedürfnis, mehr davon zu essen. Ein Kakaoanteil von 90 Prozent, oder sogar von 99 Prozent, ist natürlich gewöhnungsbedürftig.

Denn diese Schokolade ist relativ bitter und hat überhaupt nichts mehr mit der übersüßten Milchschokolade zu tun. Doch gerade die darin enthaltenen Bitterstoffe tun uns gut. Dunkle Schokolade als Medizin ist gar nicht so abwegig.

Doch dunkle Schokolade ist nicht jedermanns Sache. Viele meiner Klientinnen sagen: »Wenn ich keine Milchschokolade haben darf, dann brauche ich gar keine. Dunkle Schokolade schmeckt einfach scheußlich.« Auch meine Schwester Paula ist zu dieser Meinung gelangt: »Ab 50 Prozent Kakaoanteil in der Schokolade mag ich sie nicht mehr, mit dunkler Schokolade kannst du mich jagen. Und die Kakaobohnen, die du mir zum Kosten gegeben hast, habe ich immer noch. Ich mag sie einfach nicht. Da verzichte ich lieber ganz auf Schokolade, bevor ich eine dunkle Sorte esse«, erklärt sie mir, als ich mich mit ihr über Schokolade unterhalte. Es ist, wie es ist, und wir können es drehen und wenden wie wir wollen: Für viele ist zartschmelzende Milchschokolade das Höchste der Gefühle, absolute Glückseligkeit in Reinform, himmlische Versuchung und Verführung. Und dafür gibt es keinen Ersatz. Warum ist das so? Milchschokolade ist die perfekte Kombination aus Fett und Zucker. Aus diesem Gemisch produziert der Körper einen Cocktail aus Hormonen, der uns ein sofortiges Hochgefühl verleiht. Dunkle Schokolade – mit einem niedrigeren Anteil an Zucker – greift nicht so intensiv auf die Gehirnchemie ein. Oft gibt es also nur eine Lösung, die viele von uns gar nicht gerne hören: auf Milchschokolade ganz verzichten.

Es ist Zeit für mich, wieder ein bisschen zu recherchieren, und ich mache mich auf zu einem Schokoladengeschäft in der Stadt. Vor längerer Zeit war ich schon einmal dort und konnte mich gar nicht sattsehen an der Vielfalt von Schokolade, die dort angeboten wird. Diesmal geht es mir genauso. Interessiert studiere ich die verschiedenen Sorten und Unterschiede im Kakaoanteil. Auch der Ursprung des enthaltenen Kakaos ist mir wichtig. In letzter Zeit gehe ich dazu über, auf die Herkunft und die Produktion zu achten. Ich bin durchaus bereit, etwas mehr Geld für Schokolade auszugeben, indem ich darauf achte, dass sie aus fairem Handel stammt. Es ist gut investiertes Geld, und ich komme mit einer Tafel Schokolade sowieso sehr lange aus. Außerdem möchte ich nicht die Lebensmittelindustrie unterstützen. Ihr ist es egal, ob die Umwelt darunter leidet und die Bauern der dortigen Plantagen ausgebeutet werden. Hauptsache, es wird billig produziert und gewinnbringend verkauft. Mein soziales Gewissen regt sich. Ich weiß natürlich, es ist nur ein kleiner Beitrag, um die Welt zu einem besseren Ort zu machen. Doch ich bin eine unverbesserliche Optimistin und wer weiß, vielleicht trage ich dazu bei, dass der eine oder andere Mensch auch umdenkt.

Die Verkäuferin im Schokogeschäft lässt mich ein winziges Stückchen Schokolade mit einem Kakaoanteil von 100 Prozent kosten. Es ist das pure Geschmackserlebnis. Die kleine Probe schmeckt durchaus bitter, ist aber unglaublich intensiv, so als würde eine Kakaobohne in meinem Mund explodieren. Ich bin begeistert davon und erstehe eine Tafel. Außerdem nehme ich eine Packung Kakaopulver mit nach Hause, das aus Kakaobohnen der Karibik hergestellt wurde.

Weiter geht es zu einem Naturkostladen, auf der Suche nach der ultimativen Schokoladenerfahrung. Ich bin auf der Suche nach Schokolade zum Eincremen und werde auch fündig. Ohne vorher zu probieren, erstehe ich eine Bodylotion aus Kakaobutter. Ich werde mich zu Hause überraschen lassen. Kosmetikprodukte mit Inhaltsstoffen aus Schokolade sind sehr modern geworden. Es gibt in der Zwischenzeit schon alle möglichen Produkte für Haare, Gesicht und Körper. Auch Schokoladen-Massagen werden in diversen Wellnesshotels angeboten. Im Internet finden sich sogar Rezepte zum Selbermachen: Schoko-Masken fürs Gesicht, Kugeln aus Schokolade für das Entspannen in der Badewanne. Es gibt also viele Möglichkeiten, Schokolade zu genießen. Sie ist nicht nur zum Essen da, auch zum Riechen und Spüren.

Nach so viel Schokoladenerlebnis komme ich zurück nach Hause und packe meine erstandenen Schätze aus. Die Schokoladentafel wandert in den Küchenkasten, vom Kakaopulver werde ich mir später eine Tasse heißen Kakao zubereiten. Ganz ohne Milch, nur mit heißem Wasser und je einer Prise Zimt und Kardamom, gesüßt mit ganz wenig Honig. Doch vorher nehme ich genüsslich eine heiße Dusche und creme mich mit der erstandenen Bodylotion aus Kakaobutter ein. Sie duftet ganz zart nach Kakao, lässt sich leicht verteilen und hinterlässt einen seidigen Glanz auf meiner Haut. Ich fühle mich himmlisch! Schokolade kann also durchaus glücklich machen. Man braucht sie dazu nicht einmal zu essen.

Zuckerfreie Tipps gegen den Süßhunger

Um die Lust nach Süßem zu dämpfen, ist es vorerst noch einmal wichtig, sich seine Ernährungsgewohnheiten anzusehen. Denn einfach nur den Zucker wegzulassen und ansonsten an seiner Ernährung nichts zu verändern, wird nicht funktionieren. Wir müssen unseren Körper mit allen notwendigen Nährstoffen versorgen, damit er optimal funktionieren kann. Dazu gehören:

Ausreichend Eiweiß zu uns nehmen: Wir alle brauchen Eiweiß, denn es erfüllt wichtige Funktionen im Körper. Seien es der Aufbau und die Erhaltung von Muskeln und Organen oder die Bildung von Enzymen und Hormonen. Es muss auch nicht immer Fleisch sein, auch Pflanzen wie Hülsenfrüchte liefern wertvolles Protein. Sie dürfen durchaus experimentieren und neue Rezepte ausprobieren!

Ballaststoffreich essen: Gemüse, Obst, Vollkornprodukte, Nüsse. Alle diese Nahrungsmittel sind nicht nur reich an Ballaststoffen und machen uns satt, sondern enthalten außerdem wichtige Vitamine und Mineralstoffe. Wer grobes Vollkornbrot nicht so gut verträgt, hat keine Ausrede. Denn es gibt durchaus Getreidegerichte – hergestellt aus Hirse, Buchweizen oder Quinoa –, die leicht verdaulich sind und hervorragend schmecken.

Die richtigen Fette machen es aus: Fettes Fleisch oder fette Wurst sind nicht die ideale Wahl, das wissen wir. Doch das Fett ganz aus unserem Essen zu verbannen, ist der falsche Weg. Wir alle brauchen Fett für den Aufbau von Hormonen und Gallensäuren, sowie als Träger der fettlöslichen Vitamine. Fett schützt außerdem unsere Organe. Besonders wichtig sind Omega-3-Fettsäuren, die wir in fetten Fischen, Leinsamen und Walnüssen finden. Lieber täglich ein bis zwei Teelöffel Kokosfett ins Essen gemischt, als einen Muffin gegessen. Denn diese Art von Fett macht uns nicht dick.

Auf Vitamine und Mineralstoffe achten: Je natürlicher und ursprünglicher unsere Nahrung ist, desto mehr von den wichtigen Vitalstoffen enthält sie.

Auch durch das Einbauen von »Superfoods« können wir unser Essen anreichern. Es zählt nicht die Menge, dabei geht es eindeutig um die Qualität der Nahrung.

Genügend trinken: Wasser ist der Grundbaustein des Lebens, denn über zwei Drittel der Erdoberfläche sind mit dem Wasser der Ozeane bedeckt. Auch der menschliche Körper besteht aus durchschnittlich 70 Prozent Wasser. Deshalb ist es nur logisch, dass wir genug Flüssigkeit zu uns nehmen – nämlich zwei bis drei Liter pro Tag –, damit unser Köper optimal funktioniert. Doch der Flüssigkeitsbedarf sollte nicht mit Kaffee oder Softdrinks gedeckt werden. Kein Mensch braucht gezuckerte Fruchtsäfte, diese machen uns nur hungrig. Wasser, Mineralwasser und zur

Abwechslung auch Kräutertee – unser Körper mag das einfach.

Für viele mag es schwierig erscheinen, von einem Tag auf den anderen seine Ernährung umzustellen, den Zucker zu reduzieren oder ganz wegzulassen. Oft ist es gar nicht so gut, alles auf einmal verändern zu wollen. Das überfordert die meisten von uns und nach ein paar anstrengenden Tagen des Verzichts fallen wir wieder in unsere alten Zuckermuster zurück. Langfristige Veränderung kann nur dann erfolgen, wenn sie auch Freude macht. Wenn wir gerne auf etwas verzichten, weil wir dabei viel mehr gewinnen. Für diejenigen, die eine »softe Variante« zur Zuckerfreiheit bevorzugen, könnte eine Umstellung so aussehen:

1. Woche: Essen Sie gezuckertes Müsli, Fertigprodukte mit Zuckerzusatz oder trinken Sie gezuckerte Softdrinks? Finden Sie heraus, wo sich versteckter Zucker in Ihrem Essen und Trinken befindet und ersetzen Sie ihn schrittweise durch zuckerfreie Möglichkeiten.

2. Woche: Durchforsten Sie Ihren Kühlschrank und Ihren Vorratsschrank. Sind noch irgendwo weitere Zuckerbomben versteckt, die Sie in der ersten Woche übersehen haben? Geben Sie diese in ein extra Behältnis und setzen Sie diese Lebensmittel nur mehr sparsam und bewusst ein. Sie können sie auch der Nachbarin schenken. Achten Sie beim nächsten Einkauf darauf, möglichst viel Frischkost und zuckerfreie Lebensmittel zu kaufen.

3. Woche: Beschäftigen Sie sich mit Ihrem Süßigkeitenkonsum. Wie viel Schokolade, Kekse, Kuchen, Eiscreme oder andere Zuckerfallen finden im Laufe des Tages den Weg in Ihren Mund? Worauf können Sie leicht verzichten? Was möchten Sie als Erstes weglassen?

4. Woche: Was ist für Sie am schwierigsten aufzugeben? Das tägliche Kipferl zum Kaffee? Der Schokoriegel am Nachmittag? Die Gummibärli beim Abendkrimi? Machen Sie sich klar, dass Sie sich in einem Prozess der Umstellung

befinden. Rückschläge gehören dazu! Seien Sie nicht zu streng mit sich und gehen Sie weiter Schritt für Schritt den Weg in Ihre Zuckerfreiheit.

Hier ein paar Alltagstricks, wie Sie schwache Momente überbrücken können:
- Anstatt zur Zuckerbombe zu greifen, überlegen Sie sich eine gesündere Variante. Das könnte sein: ein kleines Stück Obst mit einigen Nüssen, ein Joghurt mit Zimt, ein kleines Stück Käse. Genießen Sie langsam und bewusst diesen Snack.
- Machen Sie ein paar tiefe Atemzüge und trinken Sie langsam ein Glas Wasser.
- Entfernen Sie sich aus dem »Gefahrenbereich«, in dem sich Süßigkeiten befinden. Gehen Sie in einen anderen Raum oder verlassen Sie die Wohnung.
- Machen Sie ein paar Dehnungsübungen. Recken und strecken Sie sich und gähnen Sie dabei. Damit bauen Sie Spannungen ab, die sich in Ihrem Körper angesammelt haben.
- Lenken Sie sich mit einer Tätigkeit ab. Sie werden sehen, der Gusto nach Süßem verschwindet wieder.
- Schreiben Sie auf, warum Sie gerade jetzt etwas naschen möchten. Was brauchen Sie wirklich?
- Nehmen Sie sich eine fünfminütige Auszeit. Schließen Sie die Augen und denken Sie an etwas Schönes: den kommenden Urlaub oder die Verabredung am nächsten Samstag mit Ihrem Liebsten. Ihrer Fantasie sind keine Grenzen gesetzt. Lassen Sie dabei bewusst Glücksgefühle aufsteigen und baden Sie darin.

Wenn wir das alles beachten, wird es uns schon viel leichter fallen, auf Weißmehlprodukte in großen Mengen, verarbeitete Lebensmittel, Fastfood und Süßigkeiten zu verzichten. Unsere Portionen werden kleiner ausfallen, denn wir nehmen keine tote, wertlose Nahrung mehr zu uns, sondern lebendige und frische Kost. Durch die richtige Nahrung schaffen wir die optimalen Voraussetzungen, dass unser Körper gut funktionieren kann. Dann wird es uns auch um einiges leichter fallen, unser Verhalten zu verändern. Nämlich: alle Zuckerfallen aus dem Weg zu räumen und Süßigkeiten keine Beachtung mehr zu schenken.

Jedoch nicht jeder in unserem Umfeld wird begeistert sein, wenn wir uns einer gesünderen und zuckerarmen Lebensweise zuwenden. Wir müssen damit rechnen, dass wir ganz viele Ratschläge von Menschen, die es »nur gut mit uns meinen« bekommen werden. »Was, du isst gar nichts Süßes mehr? Ist das nicht langweilig? Komm, sei keine Spaßbremse und gönn dir doch einen Keks. Das wird dir nicht schaden!« oder auch: »Jetzt habe ich extra diesen Kuchen für dich gebacken, und du willst nicht einmal kosten?« Ich finde es wirklich interessant, zu beobachten, wie sich Menschen teilweise sogar persönlich angegriffen fühlen oder beleidigt reagieren, wenn man das Dessert ablehnt. Ich nenne sie die »Zuckersaboteure«. Es gibt verschiedene Gründe, warum uns diese Menschen vom Weg abbringen möchten. Einer davon kann sein, dass sie selbst ein Problem mit ihrem Zuckerkonsum haben, es aber nicht schaffen, ihre Ernährungsweise zum Positiven zu verändern. Sie sind neidisch auf unsere Erfolge, wollen dies aber auf keinen Fall zugeben. Da versuchen sie lieber, uns auf ihre Seite zu ziehen, damit sie nicht ihre eigene Schwäche vorgehalten bekommen. Ein anderer – und sehr häufiger – Grund ist, dass viele Menschen Süßigkeiten mit Zuneigung verbinden. Lehnen wir dann dieses Geschenk der Zuneigung in Form des Stücks Kuchen ab, fühlen sich diese Menschen persönlich zurückgewiesen. Hier gilt es, diplomatisch vorzugehen, doch auch ganz klar zu seinem »Nein, danke« zu stehen. »Um des Friedens willen« nachzugeben, hilft niemandem. Es ist eine sehr wichtige Übung für uns, denn es geht um unsere persönlichen Grenzen: Wie wichtig sind wir uns selbst? Stehen wir zu uns und unseren Plänen? Können wir die verschiedenen Gefühle, die uns andere entgegenbringen und auch die Gefühle, die bei uns dabei auftauchen, aushalten? Wir müssen uns immer im Klaren sein, dass diese »Zuckersaboteure« uns nicht böswillig schaden wollen. Sie stehen an einem anderen Platz im Leben, haben ihre eigenen Herausforderungen. So können wir uns in Mitgefühl für sie üben, während wir weiter in unserer Kraft und Eigenverantwortung stehen.

Haben wir einmal unseren körperlichen Hunger gestillt, können wir darangehen, uns mit unserem geistigen und emotionalen Hunger zu beschäftigen. Warum glauben wir, dass wir Schokolade brauchen, um glücklich zu sein? Macht uns nicht das Lesen eines guten Buches genauso zufrieden? Ist nicht die tiefe Verbindung, die wir zu unserer Familie, unserem Partner oder unserer besten Freundin spüren, zehnmal besser als ein Stück Kuchen? Welche Verhaltensweisen haben wir uns mit den Jahren angewöhnt, die uns jetzt im Weg stehen, um ein gesundes Leben zu führen? Welche Gedanken sind in unserem Kopf, die uns nicht mehr dienen? Möchten wir geistig mehr gefordert werden, oder haben wir einen Mangel an emotionaler Nähe in unserem Leben? Wonach hungert es uns wirklich? Das alles sind Fragen, die wir uns stellen können, wenn der nächste Süßhunger kommt.

Es ist immer gut, Alternativen zur Hand zu haben, die nichts mit dem Essen von Süßigkeiten zu tun haben. Haben wir uns einmal damit auseinandergesetzt, kommt eine ganze Menge Ideen zum Vorschein, wie wir dem Süßhunger wirklich begegnen möchten. Wollen wir Musik hören, mit der Freundin telefonieren oder spazieren gehen? Möchten wir ein paar Yoga-Übungen machen oder einfach nur dasitzen und atmen? Ist vielleicht eine Tasse Tee genau das richtige? Vielleicht wollen wir uns zehn Minuten Zeit nehmen und vor uns hinträumen oder ein paar Zeilen in unser Tagebuch schreiben? Wollen wir unseren nächsten Urlaub planen? Oder möchten wir bummeln gehen, neue Schuhe kaufen oder eine hübsche Bluse für unsere nächste Verabredung? Vielleicht wollen wir überhaupt erst wieder damit beginnen, uns zu verabreden?

Ganz langsam werden wir tiefer und tiefer hinter den Süßhunger schauen können. Dann erkennen wir vielleicht, dass wir nicht hungrig auf einen Donut sind, sondern nach einer neuen Herausforderung im Job. Wir wollen keine neuen Schuhe mehr, sondern ein neues Leben. Denn eines ist sicher: Wenn wir uns damit beschäftigen, was uns wirklich die Süße im Leben bringt, wird kein Stein mehr auf dem anderen bleiben. Unser Zaun aus Pralinen, Muffins und Eiscreme, der unsere Komfortzone für lange Zeit so schön abgegrenzt hat, beginnt auseinanderzufallen. Das kann ganz schön Angst machen.

Boykott der Schokoosterhasen

Ostern naht. Diesmal bin ich gerüstet für die Feiertage. Nicht so wie zu Weihnachten, als mir letztendlich die Weihnachtsbäckerei in den Weg kam und mich stolpern ließ. Ostern wird anders, das habe ich mir fest vorgenommen. Zwei Wochen vor den Feiertagen bekomme ich von meiner Freundin Monika bei unserem regelmäßigen Schreibtreff einen kleinen Schokoosterhasen geschenkt. Er schmunzelt süß, ist aus dunkler Schokolade und wiegt nur 20 Gramm. »Der wird Ostern nicht überleben«, bemerke ich mit Vorfreude auf den kleinen Genuss. Am nächsten Tag lasse ich mir das kleine Schokotier zum Kaffee schmecken. Doch dann ist Schluss mit Naschen. Den Rest der süßen Versuchungen, seien es Schokolade, Kuchen oder Süßes aus der Bäckerei, werde ich an mir vorüberziehen lassen. Es fällt mir wirklich sehr leicht, obwohl die Supermarktregale sowie die Auslagen der Bäckereien und Geschäfte nur so vor Süßigkeiten überquellen. Ich brauche das alles nicht. Ich habe in der Zwischenzeit eine gesunde, vernünftige Einstellung zum Zucker gewonnen. Ich weiß, was er anrichten kann, wenn man ihn im Übermaß zu sich nimmt. Dann macht Zucker krank und süchtig. Ich habe mich dafür entschieden, gesund zu sein. Gesund und frei von jeder Sucht, sei es Zucker, essen im Allgemeinen und auch die zwanghafte Beschäftigung damit. Es hat eine Weile gedauert, aber jetzt kann ich von mir behaupten, dass ich das dunkle Zuckertal durchschritten habe. Ich habe beide Extreme ausgetestet: 100 Tage überhaupt keinen Zucker und eine Zeit lang wieder viel zu viel davon. Jetzt habe ich mich auf die goldene Mitte eingependelt. Und das fühlt sich unglaublich gut und kraftvoll an.

Zu Ostern trifft sich meine gesamte Familie im Haus meiner Eltern. In der Zwischenzeit sind wir auf 20 Personen angewachsen, der Jüngste unter uns ist mein Neffe Adi mit stolzen sechs Monaten. Der ganze Trubel ist ihm gleich einmal zu viel, und er setzt zum Weinen an. Kein Wunder, bei diesem Lärm, Geplapper und Durcheinander. Doch bald beruhigt er sich wieder, wird gestillt, in sein Wägelchen in eine ruhige Ecke gepackt und schläft friedlich ein. Für Adi ist die ganze Sache mit dem Zucker noch kein Problem. Alles, was er bis jetzt an Nahrung kennengelernt hat, ist Muttermilch und in den letzten Tagen den einen oder anderen Löffel Brei aus Süßkartoffeln. Er hat noch seinen natürlichen Zugang zum Essen und ich wünsche mir für ihn, dass er in einer Welt aufwächst, die sich darauf besinnt, Junkfood und Süßkram nicht als Bestandteil einer gesunden Ernährung zu sehen.

Adi denkt noch nicht über sein Essen nach, wir Erwachsenen haben an diesem Osterfest jedoch Entscheidungen zu treffen, die sich auf unser Wohlbefinden auswirken: Werden wir zu große Portionen essen, zu viel von allem und alle Nachspeisen durchkosten? Heute ist es nicht leicht, seine vernünftigen Essgewohnheiten beizubehalten, denn der Tisch biegt sich unter dem köstlichen Essen, das aufgetischt wird. Meine Mutter, meine Schwestern und ich haben einige Zeit in der Küche verbracht, um alles vorzubereiten. Neben dem klassischen, in Fett herausgebackenem Schnitzel gibt es jedoch viele gesunde Optionen. Da ist grüner Salat mit Radieschen, frisch aus dem Garten, dann noch reichlich anderes Gemüse aus Eigenproduktion. Den Bärlauch für die Suppeneinlage habe ich am Vortag mit meiner kleinen Nichte frisch gepflückt. Außerdem gibt es Kartoffelsalat und für die Vegetarier unter uns ein warmes Getreidegericht. Wir lassen uns alles schmecken, und die Portionen beim einen oder anderen Familienmitglied fallen durchaus größer aus. Das ist halt so bei Festtagen. Warum sich kasteien? Feiern und gut essen gehört nun mal dazu zu unserem Leben. Und auch Desserts sind Bestandteil des Ostermenüs. Wir haben heute die Wahl zwischen Tiramisu im Glas, der köstlich, aber ziemlich gehaltvoll ist, und einer leichten Vanillecreme mit Früchten. Auch Kuchen gibt es, und Schokoladenpudding für die Kleinen. Alles sieht köstlich aus und ich möchte am liebsten von allem probieren.

Ich merke richtig, wie in meinem Gehirn die Neuronen im Belohnungszentrum feuern und schreien: »Wir wollen süß und viel und fett! Komm doch, willst du nicht sofort dieses wohlige Gefühl haben?« Natürlich will ich, was für eine Frage! Aber ich weiß auch, dass nach dem Wohlgefühl, wenn ich alles durchprobiert habe, auch noch etwas dazukommt: die Gier nach mehr. Wenn ich dieser Gier nachgebe, bleibt nicht mehr viel übrig vom anfänglichen Hochgefühl. Das hat mich die Erfahrung gelehrt. Will ich mich übersessen an diesen süßen Dingen und mich dann schlecht fühlen? Nein! Ich habe mir versprochen, mit Zucker sorgsam und bewusst umzugehen. Zu oft in meiner Vergangenheit habe ich mich dieser Sucht nach Süßem hingegeben und meinem Körper damit geschadet.

Doch ein Dessert möchte ich schon probieren und ich entscheide mich für ein Schälchen Vanillecreme. Langsam löffle ich mich durch den kleinen Klecks Schlagsahne, durch die saftigen Früchte und die lockere Creme. Sie ist nicht zu süß und sehr leicht, mit Quark und Vanillepudding zubereitet. Ein Genuss für mich und ein schöner Abschluss des Festmahls. Danach trinke ich noch eine Tasse Kaffee und bin rundherum glücklich. Ich habe mich satt gegessen, aber nicht überessen. Ich habe auch nicht auf Süßes verzichtet, sondern mir bewusst ein Dessert erlaubt. Zwar habe ich mir keinerlei Einschränkungen auferlegt, aber mit Maß und Ziel aus dem Überfluss des Angebotes ausgewählt. Die kleinen Küken und Hasen aus Schokolade, die in der Küche auf einem Teller liegen, und alle anderen Süßigkeiten habe ich ignoriert. So werde ich es auch zukünftig halten. Süßes nur dann, wenn ich es wirklich genießen will. Alles andere wird boykottiert. Zum Abschied schenkt mir meine Mutter noch eine Tafel Schokolade. Ich werde sie in meinem Vorratsschrank deponieren, für den kleinen Genuss zwischendurch.

7 gute Gründe, zuckerfrei zu leben

Es ist durchaus nicht leicht, dem Zucker ganz abzuschwören oder seinen Zuckerkonsum drastisch zu reduzieren. Ich bin einen langen Weg gegangen und es war kein gerader Weg. Meine 100 Tage ohne Zucker und die darauffolgende Phase des Überkonsums an Süßem verblassen schon in meiner Erinnerung. In der Zwischenzeit sind schon wieder mehr als 100 Tage vergangen, an denen ich mich zuckerarm, aber nicht zuckerfrei ernährt habe. Doch im Gegensatz zur zuckerfreien Phase will ich diese Form des Umgangs mit

Zucker ein Leben lang beibehalten. Denn ich fühle mich unglaublich wohl. Ja, es macht sich langfristig bezahlt, auf Zucker so gut wie möglich zu verzichten.

Die Gründe, warum ein zuckerfreies oder zuckerarmes Leben so viel besser ist, können vielfältig sein. Ich habe sieben davon ausgewählt:

1. Unsere Gesundheit dankt es uns
Im ersten Kapitel habe ich ausführlich über die gesundheitlichen Risiken eines zu hohen Zuckerkonsums geschrieben. Unser Körper ist für diese großen Mengen an Zucker, die heute konsumiert werden, einfach nicht geschaffen. Zucker macht uns krank. Wer sich vom Zucker verabschiedet, fühlt sich langfristig einfach wohler und gesünder.

2. Heißhungerattacken nehmen ab
Wer viel Süßes isst, dessen Blutzuckerspiegel fährt Hochschaubahn. Er schnellt in die Höhe, sinkt rasch wieder ab und hinterlässt eine von diesen schwer auszuhaltenden Attacken auf Süßes. Natürlich können diese »Zuckercravings« auch andere Ursachen haben, aber in diesem Fall sind sie hausgemacht. Eine ganz natürliche physiologische Reaktion des Körpers, der uns ja damit nicht quälen will, sondern einfach nur seine Arbeit tut. Indem wir auf zugesetzten Zucker weit gehend verzichten, halten wir auch den Blutzuckerspiegel konstant und damit den Körper im Gleichgewicht.

3. Das eine oder andere Kilo verabschiedet sich für immer
Okay, bei mir waren es in diesen 100 Tagen Verzicht auf Zucker vier Kilo. Das ist nicht viel, können Sie vielleicht jetzt sagen. Und drei davon hatte ich noch dazu den Sommer vorher zugenommen. Aber ich bin auch nicht übergewichtig und habe nicht vor, mich in eine Kleidergröße zu hungern, die gar nicht zu mir passt. Von meinem Perfektionismus – und dazu gehört auch das perfekte Gewicht – habe ich mich

schon lange verabschiedet. Doch das hatte letztendlich gar nicht so viel mit Essen oder Zucker zu tun, sondern damit, dass ich liebevoll, freundlich und mitfühlend mit meinem Körper umgehe und ihn so annehme, wie er eben ist: nicht gertenschlank, sondern kurvig. Und das ist okay so. (Wie ich dazu gekommen bin, können Sie übrigens auch im Buch »*Braucht die Seele Apfelstrudel?*« nachlesen.)

Anders ist es mit Menschen, die durch jahrelanges falsches Essen einiges an Kilos angehäuft haben, die ihr armer Körper jetzt herumschleppen muss. Diejenigen, die ihre Ernährung umstellen, um abzunehmen und ein gesünderes Leben zu führen, reduzieren damit automatisch den Konsum von Zucker. Denn das weiße Rieselpulver, Unmengen an überzuckerten Lebensmitteln und Fastfood haben in einer gesunden Ernährung einfach nichts zu suchen. Sich hin und wieder etwas Süßes zu gönnen, ist natürlich in Ordnung. Doch wenn das tägliche Frühstück aus einem Donut besteht, die Schokolade den Nachmittag verkürzt und am Abend auch noch ein Dessert auf dem Tisch steht, ist Umdenken angesagt. Hier kann das schon einiges bewirken, wenn man den Zucker weglässt. Die Energie nimmt zu und das eine oder andere Kilo verabschiedet sich von selbst.

4. Die Haut strahlt

Ich habe es am eigenen Körper erfahren. Als ich nach meinen 100 zuckerfreien Tagen wieder begann, Süßes zu essen – und dann gleich zu viel davon –, wurde meine Haut unrein und am Dekolleté begannen, Pickel zu sprießen. Seit ich meinen Zuckerkonsum wieder zurückgeschraubt habe, hat sich auch meine Haut zum Besseren verändert. Außerdem lässt Zucker die Haut schneller altern, wie uns schon im ersten Kapitel deutlich gemacht wurde. Das beste Anti-Aging-Mittel, das uns ein strahlendes Aussehen und eine klare Haut schenkt, ist also absolut gratis. Wir brauchen nur unsere Ernährung zuckerarm zu halten. Das ist wohl eine ziemlich gute Motivation, um die tägliche Zimtschnecke aus unserem Leben zu verbannen.

5. Die Stimmung steigt
Es gibt eindeutige Studien, die einen Zusammenhang zwischen Zuckerkonsum und depressiver Stimmung belegen. So wurde nachgewiesen, dass Fruchtzucker einen Einfluss auf den Stoffwechsel der Eiweißbausteine hat. Er bindet das Tryptophan und wandert damit in den Dickdarm. Diese Aminosäure wird jedoch für die Herstellung von Serotonin benötigt – unser Glückshormon. Die Folge von fehlendem Serotonin ist schlechte Stimmung, bis hin zur Depression. Gerade in Softdrinks und in Nahrungsmitteln der Industrie wird Fruchtzucker in großen Mengen zum Süßen, als Füllstoff und zur Haltbarmachung verwendet. Es wundert also nicht mehr, dass bei ständigem Konsum dieser Produkte unsere Stimmung leidet.

6. Wir sind putzmunter
Wer von uns hat das nicht schon einmal erfahren? Das Abendessen fällt üppiger als normal aus, und die Portion des Desserts ist viel zu groß. Doch wir können nicht widerstehen und hauen ordentlich rein. Die Rechnung bekommen wir am nächsten Tag präsentiert: Wir sind kaum wachzukriegen und irgendwie sehen wir nicht ganz klar und haben möglicherweise Kopfschmerzen. Unser armer Körper hat Mühe, den ganzen Zucker wieder aus dem System zu bringen. Zucker macht uns auch eindeutig müde. Nicht sofort, vorher beschert er uns ein kurzes Hoch, das aber schnell wieder abfällt. Denn zuckerreiche Lebensmittel wirken sich ungünstig auf unser Wachsystem aus. Der Körper bekommt durch den Zuckeranstieg die Information: Das Gehirn ist gut mit Zucker versorgt – jetzt wäre es Zeit für ein Nickerchen. Nicht so gut, wenn eigentlich erst die Hälfte des Tages vergangen ist. Ich merke es bei mir sehr deutlich: Ohne Zucker

bin ich wesentlich wacher und aktiver – und das soll auch so bleiben.

7. Unser Leben ist einfach schöner
Wir brauchen nicht mehr ständig gegen Müdigkeit, Heißhunger und miese Stimmung anzukämpfen. Außerdem verlieren die Süßigkeiten ihre Macht über uns. War früher ein riesiger Schokomuffin die Erfüllung unseres Zuckertraums, ist er jetzt einfach nur mehr ein süßes, fettes Ding, das uns nicht guttut. Zu lange haben wir uns durch die Zuckerfalle knebeln lassen, jetzt finden wir nach und nach andere Möglichkeiten, um uns gut zu fühlen. Und wir merken: Das Leben fängt gerade erst einmal an, so richtig schön zu werden!

Die Praxis der Achtsamkeit

Achtsamkeit ist ein östlich orientierter Wahrnehmungs- und Bewusstseinszustand und Teil der buddhistischen Lehre. Doch in letzter Zeit hat der Begriff der Achtsamkeit auch in unserer westlichen, schnelllebigen und leistungsorientierten Welt Einzug gefunden. Mit gutem Grund. Immer mehr Menschen sehnen sich danach, den Stress im Leben zu reduzieren und mehr Gelassenheit und Ruhe in ihren Alltag zu bringen. Wir möchten die Qualität des Augenblickes erkennen, nicht die Tage an uns vorbeiziehen lassen, als wären sie bedeutungslos und ohne Sinn.

Achtsamkeit ist ganz unspektakulär. Es bedeutet einfach, sich dessen bewusst zu sein, was gerade in uns und außerhalb von uns passiert. Ein Teil von uns – man nennt ihn »den inneren Beobachter« – betrachtet gelassen alles, was passiert, ohne dabei emotional anzuhaften. Ohne einzugreifen und irgendetwas verändern zu wollen. Achtsamkeit ist jedoch keine Fähigkeit, die Sie lernen und dann mehr oder weniger gut beherrschen wie Englisch zu sprechen oder Auto zu fahren. Achtsamkeit erfordert ständiges Üben, und das ein Leben lang. Viele lassen sich leicht davon abschrecken: »Das ist mir zu anstrengend, wenn ich mich dauernd beobachten muss.« Mancher könnte auch denken: »Was ist das denn für esoterisches neumodisches Zeug?« Doch Achtsamkeit in seinen Alltag zu bringen, verändert nach und nach die Qualität des Lebens. Es wird positiver. Es bekommt mehr Tiefe, es wird bunter, spannender, aufregender. Das Leben wird einfach lebenswerter.

Ich übe mich schon sehr lange in Achtsamkeit. Ich übe und übe, ich bin eine ständige Schülerin. Demut und Geduld sind wichtige Merkmale der Achtsamkeitspraxis. Und vor allem das Freundlichsein mit sich selbst. Manchmal gelingt es mir gut, manchmal verliere ich mich wieder in meinem eigenen Drama. Doch ich erkenne in der Zwischenzeit sehr schnell, wenn ich mich verlaufen habe, wenn ich geistig herumirre, und bringe mich behutsam wieder zurück zum Augenblick. Die Buddhisten sprechen vom »monkey mind«, dem ruhelosen Geschnatter unseres Verstandes, der uns immer wieder aus dem Moment der Gegenwart wegbringt.

Besonders in Bezug auf Essen hat mich die Praxis der Achtsamkeit wertvolle Lektionen gelehrt. Was nützt es uns, zu wissen, dass Zucker ungesund ist, dass Essen von zu großen Portionen und ein bewegungsarmes Leben zu Übergewicht führen? Wir können noch so viel wissen. Doch wenn wir nicht tun, was wir wissen, wird sich überhaupt nichts in unserem Leben verändern. Achtsam sein, heißt, unsere Gewohnheiten zu beobachten. Zu erkennen, durch welche Auslöser wir immer wieder in die Falle tappen. Achtsam sein, bedeutet auch, unsere Stolpersteine auf dem Weg zu sehen. Denn nur, wenn wir bewusst wahrnehmen, was gerade vor uns liegt, können wir einen Weg darum herum machen. Wir beobachten, wir erkennen – und dann erst können wir bewusst die Entscheidung zur Veränderung treffen. Die gleichen Dinge immer wieder zu tun und ein anderes Ergebnis zu erwarten, grenzt an Verrücktheit. Doch genau das tun wir immer wieder.

Wie kann Achtsamkeit konkret in Bezug auf unseren Umgang mit Zucker verstanden werden? Nehmen wir an, wir haben uns angewöhnt, jeden Nachmittag um 15 Uhr eine Kaffeepause zu machen und dazu eine Zimtschnecke oder einen Muffin zu verspeisen. Dieses Verhalten ist inzwischen zu einer lieb gewonnenen Gewohnheit geworden, die uns über das Nachmittagstief bringt und läuft automatisch ab. Wir brauchen nicht darüber nachzudenken, wir holen uns einfach eine Tasse Kaffee aus der Maschine und ein süßes Teilchen aus der Kantine. Wir setzen uns hin, essen, trinken, und gehen wieder unserer Arbeit nach. Wir haben unser Gehirn so programmiert, der Ablauf erfolgt automatisch. Jetzt kommt Achtsamkeit ins Spiel. Wir beschließen, uns zu beobachten, während wir bewusst auf den Knopf der Kaffeemaschine drücken, während wir in der Geldbörse nach Münzen für die Kantine kramen, während sich unsere Zähne in den Muffin graben. Wir beobachten, doch wir bewerten nicht. Wir kommentieren innerlich: »Aha, jetzt beiße ich vom Muffin ab. Aha, jetzt merke ich, wie der Zucker direkt eine Welle des Wohlgefühls auslöst. Aha, jetzt kommt ein Gefühl von schlechtem Gewissen hoch. Aha, jetzt folgt der Gedanke: ›Ich bin zu dick, warum esse ich auch noch dieses süße Zeug?‹ Aha, jetzt folgt als nächster Gedanke: ›Eigentlich tut mir dieser Zuckerschock am Nachmittag gar nicht wirklich gut.‹« Wir beobachten uns, wie wir den letzten Bissen vom Muffin in den Mund stecken, den letzten Schluck Kaffee trinken. Was bisher automatisch abgelaufen ist, hat Inhalt bekommen, mehr Tiefe und Bewusstheit. Und aus dieser Bewusstheit heraus entsteht ein neuer Gedanke: »Ich kann ja auch mein Verhalten ändern. Wie wäre es, wenn ich in Zukunft stattdessen um 15 Uhr ein paar Atemübungen vor dem offenen Fenster mache?« Und wir üben uns in Achtsamkeit, während wir uns am nächsten Tag vor das geöffnete Fenster stellen und tief atmen. Wir spüren unseren Widerstand und beobachten ganz wertfrei, wie er sich aufbäumt und dann wieder abnimmt. Wir spüren unser Unwohlsein, weil wir das automatische Verhalten des Kaffee-Trinkens und Kuchen-Essens nicht mehr ausüben. Wir reiten die Welle.

Mit Achtsamkeit können wir also Schritt für Schritt unsere Zwanghaftigkeit zu Süßigkeiten gegen die Freiheit der bewussten Entscheidungen eintauschen. Wir werden uns immer öfters für die gesünderen Möglichkeiten entscheiden, für das, was uns guttut, und nicht für das, was unsere Sucht nach Süßem fördert.
Achtsamkeit hat jedoch nichts mit Disziplin und eisernem Willen zu tun. Durch bewusste Achtsamkeit lernen wir, uns liebevoll zu führen, freundlich mit uns und unseren Entscheidungen umzugehen und den Moment zu genießen. Je mehr wir üben, desto leichter fällt es uns. Doch üben müssen wir. Wir werden belohnt mit den Gefühlen der Gelassenheit und Ruhe. Welch schönere Belohnung kann es geben?

Der beste Ersatz für Zucker

Wenn Sie meinen Weg und meine Ausführungen dazu verfolgt haben, haben Sie gemeinsam mit mir erkannt, dass es nicht einfach darum geht, den Zucker wegzulassen. Es fühlt sich dann wie ein Verzicht an, und das kann uns frustrieren. Es ist, als ob uns etwas weggenommen wird, das uns Freude bringt. Wir müssen also den Zucker gegen etwas anderes eintauschen. Etwas, das viel besser ist, sodass sich das Weglassen des Zuckers gar nicht mehr wie verzichten anspürt.

Das eine sind die gesünderen Alternativen, die wir essen können, wenn uns die Lust nach etwas Süßem packt. Süßes Obst, etwas Trockenfrüchte, hochwertige Schokolade, mit natürlicher Süße hergestellte Mehlspeisen und Superfoods, die uns Kraft geben. Alles ist erlaubt. Wenn wir uns erlauben, Süßes in kleinen Mengen zu genießen, haben wir nicht das Gefühl, irgendetwas zu vermissen. Im Gegenteil: Wir geben unserem Körper alles, was er braucht. Wir essen uns satt und wir erlauben uns den Genuss eines Desserts. Weg mit dem Kasteien, mit der Zwanghaftigkeit und mit dem Verschlingen von minderwertigem Zuckerzeugs.

Doch das ist nur der erste Schritt, der die Gesunderhaltung unseres Körpers betrifft. Was nun folgt, ist der zweite Schritt, der unweigerlich dem ersten folgt: unser Leben mit Dingen zu füllen, die nichts mit Essen zu tun haben. Wir müssen uns jetzt den Kick, den uns ursprünglich der Schokoriegel oder der Donut gegeben hat, durch etwas anderes holen. Wir müssen unser Gehirn überlisten. Das Wohlfühlhormon Dopamin, das freigesetzt wird, wenn wir Zucker essen, können wir auch auf andere Weise produzieren. Doch wie mixen wir unseren eigenen Cocktail an Glückshormonen, ohne uns mit Pralinen zu belohnen? Was gibt uns so ein gutes Gefühl, dass wir gar nicht mehr an Schokolade denken?

Glück ist, wenn die Biochemie im Hirn stimmt. Wir können unser Belohnungszentrum auch auf andere Weise zum Jubeln bringen, als der Zuckersucht zu frönen. Zuerst ist es ist wichtig, zu verstehen, dass unser Gehirn auf Belohnungsprozesse ausgerichtet ist. Das ist die Grundlage der Motivation und jedes Verhaltens. Es ist die Erklärung dafür, warum wir tun, was wir tun. Wir wollen die Belohnung. Beim Essen von Süßigkeiten ist dies einfach zu erkennen: Wir gönnen uns ein Stück Nusskuchen, und schon haben wir als Belohnung ein gutes Gefühl.

Was ist die Belohnung, wenn wir ab jetzt auf unseren süßen Nachmittagssnack verzichten und dafür am Abend ins Fitnessstudio gehen? Wir werden uns nach einigen Wochen viel fitter und leistungsfähiger fühlen, und vielleicht auch noch ein paar lästige Kilos abgenommen haben. Die Hose wird lockerer sitzen. Wir werden uns körperlich viel wohlerfühlen. Das ist die Belohnung dafür, dass wir uns zum Sport gequält haben, obwohl wir eigentlich lieber gleich nach Büroschluss nach Hause fahren und uns unsere Lieblingsserie im Fernsehen ansehen wollten. Nach einigen Anfangsschwierigkeiten wird es uns sogar Spaß machen, zum Sport zu gehen. Vielleicht konnten wir auch unsere Bürokollegin dazu überreden, mitzumachen, und gemeinsam zu trainieren, macht gleich viel mehr Spaß.

Doch die Belohnung muss in greifbarer Nähe sein, sonst ist die Motivation nicht stark genug. Denn das Verzwickte am Belohnungssystem ist: Wenn wir die Wahl haben zwischen einem sofortigen Wohlgefühl oder das gute Gefühl erst später bekommen zu können, entscheiden wir uns häufig für die Möglichkeit des sofortigen positiven Gefühls. Wir wollen uns auf der Stelle gut fühlen und nicht erst warten bis zum Abend oder bis die Sportstunde zu Ende ist oder bis wir fünf Kilo abgenommen haben. Deshalb funktionieren Süßigkeiten so wunderbar. Die Belohnung kommt schon beim ersten Stück Schokolade, das im Mund schmilzt, beim ersten Bissen des Streuselkuchens. Und nachdem wir dieses Verhalten: Zucker – sofortiges Wohlgefühl als Belohnung – sehr, sehr oft praktiziert haben, hat es sich tief in unsere Gehirnwindungen eingegraben.

Wenn wir also wissen, wie unser Gehirn funktioniert, können wir unser Verhalten austricksen. Wir schaffen uns Belohnungen, die nicht zu weit weg sind. Die alleinige Entscheidung, im nächsten Jahr einen Marathon zu laufen, wird uns eher nicht dazu animieren, morgens um fünf Uhr aufzustehen und eine Runde im Park zu drehen. Es ist gut, sich große Ziele zu setzen, doch diese müssen in kleine Schritte geteilt werden. Womit werden wir belohnt, wenn wir einmal nur heute unsere Gesundheit an erste Stelle stellen? Wenn wir die Mittagspause zu einem kleinen Spaziergang in der frischen Luft nutzen und auf das Dessert am Abend verzichten?

Wichtig ist, selbst herauszufinden, was uns glücklich macht. Für den einen mag das eine Wanderung mit der Familie am Wochenende sein, für den anderen ein Museumsbesuch. Jeder von uns bewertet subjektiv, was für ihn einen hohen Belohnungswert hat, und dementsprechend treffen wir auch – bewusst oder unbewusst – unsere Entscheidungen.

Welche Menschen bereichern uns, machen uns glücklich? Was bringt Freude, Zufriedenheit und Wohlgefühl in unser Leben? Was können wir dazu beitragen, damit die Welt, in der wir leben, ein schönerer Ort wird? Womit werden wir belohnt, wenn wir uns vom Zucker verabschieden?

Wofür lohnt es sich, morgens aufzustehen? Was ist es, wonach wir hungern? Was erfüllt uns wirklich? Was macht unser Leben süß?

Wenn wir uns diese Fragen stellen, werden wieder Träume hervorgeholt, werden Visionen geboren. Wir lassen uns inspirieren, denken über den Tellerrand hinaus, sind bereit, unsere Komfortzone zu verlassen. Wir brauchen nicht die Vergangenheit zu wiederholen, uns vom Zucker kontrollieren und schwächen zu lassen, nur für den kurzen Augenblick des Einverleibens. Wir können uns jederzeit dazu entscheiden, Neues auszuprobieren und zu erfahren. Es gibt noch so viel, das auf uns wartet, und mit vielen guten positiven Gefühlen unser Leben bereichern kann.

Die Weggabelung

Da bin ich also nun. Ich habe den Zaun aus Zucker, der mich umgeben hat, durchbrochen. Habe ihn weggeräumt. Die intensive und zeitraubende Beschäftigung mit Zucker liegt hinter mir. Gutes, nahrhaftes Essen hat seinen passenden Platz im Leben, Zucker kommt hin und wieder in meiner Ernährung vor, spielt jedoch überhaupt keine große Rolle mehr. Ich habe mich befreit. Vom Zuviel und vom Zwang. Wie geht es weiter?

Nun ist es Zeit für die nächsten Schritte. Jetzt, wo der Zaun aus Zucker weg ist, wo stehe ich? Ich bin an einer Stelle in meinem Leben angelangt, wo sich eine Kreuzung auftut. Der eine Weg ist der gerade Weg. Er ist breit, bequem zu begehen und wenn ich mit meinem inneren Auge nach vorne blicke, sehe ich Situationen und Personen, die mir alle bekannt sind. Irgendwie ist es so, als würde ich in die Vergangenheit blicken. Da ist die Beschäftigung mit dem Essen, die Recherche über die verschiedenen Bereiche des Essens und die Herausforderung, Menschen aus den verschiedensten Bereichen eine gesunde Ernährung und Lebensweise schmackhaft zu machen. Ein schöner Weg eigentlich und auch eine erfüllende Aufgabe, die ich hier gewählt habe. Doch am Ende des Tages ist es trotzdem für mich irgendwie unbefriedigend geworden. Kann das alles gewesen sein, frage ich mich? Es muss doch noch mehr in meinem Leben geben außer Arbeit. Natürlich mag ich meine Arbeit, doch in der letzten Zeit hat die Begeisterung dafür ziemlich abgenommen. Ich denke an Brasilien, meine dortigen Erkenntnisse und die Löffel-Liste. Ich erinnere mich an die Gefühle von Freiheit und der unendlichen Möglichkeiten, die ich dort empfand. Ich habe noch gar nichts davon umgesetzt. Was ist aus den vielen guten Vorsätzen geworden, die ich dort beschlossen habe?

Was bleibt, wenn ich meine Arbeit getan habe? Was ist

noch übrig, wenn ich meinem Umfeld erklärt habe, dass wir mit unserer Gier nach Zucker so viel anrichten können? Unsere Gesundheit ruinieren, das Leben verschwenden. Und genau um dieses Leben geht es jetzt – um mein Leben. Wie will ich es weiter gestalten? Was will ich anders haben?

Für mich ist es an der Zeit, neue Wege zu gehen. Doch wie soll das aussehen? Der eine Weg ist mir bekannt. Er trägt mich bequem nach vorne, ich muss dafür nicht viel ändern in meinem Leben, nicht meine klein gewordene, überschaubare Welt hinterfragen.

Wie sieht der andere Weg aus, der links von der Kreuzung abbiegt? Das ist der unbekannte Weg. Er ist schmaler, unüberschaubarer. Wenn ich mich für diesen Weg entscheide, gibt es kein Wiederholen der Vergangenheit mehr. Dieser Weg ist voller neuer Erlebnisse, Abenteuer, Erfahrungen. Dieser Weg ist nicht so geregelt wie mein vergangener Weg: mit Arbeiten, drei Mahlzeiten pro Tag, genügend Schlaf – dazwischen keine großen Vorkommnisse.

Dieser neue Weg heißt auch, die Bequemlichkeit und vermeintliche Sicherheit aufzugeben, und das Leben mit Freude und Leichtigkeit zu umarmen, ohne zu wissen, was da kommt. Ohne lange überlegen zu müssen, weiß ich, für welchen Weg ich mich entscheide. Die Entscheidung habe ich eigentlich schon in Brasilien getroffen, doch sie lag in den letzten Monaten brach, denn eine Entscheidung allein reicht nicht. Jetzt liegt es an mir, weitere Taten zu setzen, meine Bequemlichkeit aufzugeben, Neues in die Wege zu leiten.

Es ist Zeit für meine Löffel-Liste, von der ich in meiner Auszeit in Brasilien schon geschrieben habe. Ich gehe ins Schlafzimmer und hole meine Schachtel. Da liegt sie, die Liste. Sie wartet ganz unten geduldig darauf, nicht nur eine Liste zu bleiben, sondern die darauf notierten Träume wahr werden zu lassen.

Noch bevor ich sie durchlese, weiß ich, was als erster Punkt darauf steht. Es ist mein großer Traum, nach Hawaii zu reisen. Kein gewöhnlicher Urlaub, sondern eine Reise zu einem Ort, der sich in meinem Inneren wie »zu Hause« anspürt, obwohl ich noch nie dort war. Ich träume schon sehr, sehr lange davon, Hawaii kennenzulernen. Was hat mich bis jetzt davon abgehalten? Es waren die mangelnde Zeit und das fehlende Geld. Doch ist es wirklich so? Ich habe längere Zeit in Australien gelebt, ohne viel Geld zu haben. Auch für meine dreiwöchige Brasilienreise vor ein paar Monaten habe ich das Geld aufgebracht, obwohl es am Beginn nicht so aussah, als würde es möglich sein. Immer in meinem Leben, wenn ich etwas von ganzem Herzen wollte, habe ich auch die Möglichkeit gefunden, um es zu realisieren. Was es wirklich dazu braucht, ist Mut. Ich hatte bis jetzt noch nicht den Mut, mich zu dieser Reise aufzumachen. Denn ich will allein reisen, mit wenig Gepäck und noch weniger Plänen, wie ich die dortige Zeit verbringe. Ein richtiges Abenteuer. Es wird an der Zeit, dass ich mich darauf einlasse. Und ich weiß auch schon wann: nächstes Jahr im November, wenn hier in Europa die Tage dunkler und kälter werden. Dann werde ich meinen Koffer packen und meinen Schreibblock, und mich aufmachen in eine unbekannte Welt, die eine so starke Faszination und Anziehungskraft auf mich ausübt. Wer weiß, welche Erfahrungen dort auf mich warten, welche Begegnungen mit Menschen und welche Erkenntnisse. Ich bin richtig aufgeregt, wenn ich daran denke, obwohl es zeitlich noch relativ weit entfernt ist. Doch ein Jahr vergeht schnell. Ich nehme einen Zettel und schreibe mit großen Buchstaben »Hawaii, November 2015« darauf. Diesen Zettel hänge ich an meine Pinnwand. Und zwar so, dass er mich täglich daran erinnert. Heute Abend werde ich meinen Bildband über Hawaii heraussuchen, und mich auf dieses Abenteuer einstimmen. Damit habe ich dem ersten

Punkt auf meiner Liste Leben eingehaucht, er kann ab jetzt beginnen, Form anzunehmen.

Der neue Weg, den ich beschreiten möchte, hat einen Farbklecks bekommen, der aus der Ferne leuchtet. Doch damit ist es nicht getan. Was jetzt wirklich für mich ansteht, ist, meinen Alltag wieder bunt und lebendig zu gestalten. Die letzten zwei Jahre habe ich mich sehr zurückgezogen, mich auf meine Arbeit und meine Karriere konzentriert. Abgesehen vom regen Kontakt zu meiner Familie und meinen wunderbaren Freunden bin ich tatsächlich zu einem richtigen Einsiedlerkrebs geworden. Obwohl Ruhe, Stille und Erholung in dieser schnelllebigen Zeit für jeden von uns wichtig sind, habe ich das Für-mich-Sein in meinen sicheren eigenen vier Wänden zur Genüge ausgekostet.

Jetzt will ich wieder hinaus ins Leben, mich unter die Leute mischen. Feiern, Spaß haben, das Leben genießen. Je mehr ich mich mit dem Zucker und der Süße des Lebens beschäftigt habe, desto mehr habe ich auch erkannt, dass gerade in meinem Alltag so viel davon verloren gegangen ist. Das hole ich mir wieder zurück. Alles, was ich herausgefunden habe, darf ich jetzt selbst mit allen Konsequenzen in meinem Leben umsetzen. Ich möchte lernen, Tango zu tanzen und Spanisch zu sprechen. Ich möchte wieder viel mehr reisen, neue Plätze kennenlernen und mich mit neuen Menschen verbinden. Vielleicht wartet ja auch irgendwo noch eine große Liebe auf mich? Doch letztendlich ist es die Liebe zum Leben, die ich neu entdecken und erkunden möchte. Es ist diese Leidenschaft zum Leben, die ich neu entfachen möchte. Ich will morgens aufwachen und brennen. Brennen für mein Leben, für meine Arbeit, für alles, was ich tue. Worauf noch warten? Das Leben ist zu kostbar, um es am Schreibtisch sitzend oder bequem auf der Couch liegend vorbeiziehen zu lassen. Der neue, unbekannte Weg liegt vor mir. Ihn zu gehen, verlangt viel Mut – doch wird er spannend und aufregend. Für mich gibt es keine andere Option mehr!

Das Ende vom Muffin-Top

Für mich heißt es also jetzt: raus in die Welt und neue Erfahrungen machen. Es gibt etwas, was ich mir schon sehr lange vornehme, aber bis jetzt nie verwirklichen konnte. Es ist mein Wunsch, meine körperliche Fitness zu einem Optimum zu bringen. Ich habe regelmäßige Bewegung schon lange in mein Leben integriert und bin grundsätzlich relativ fit. Auch habe ich schon lange aufgehört, meinen Körper in eine Schablone pressen zu wollen, die dem heutigen Schönheitsideal entspricht: so schlank wie möglich, ohne Rücksicht auf die Gesundheit. Ich habe mich mit meinem Körper zuerst angefreundet und dann gelernt, ihn zu lieben, wie ich meinen Leserinnen und Lesern in meinem ersten Buch »*Braucht die Seele Apfelstrudel?*« erzählt habe. Er ist das Haus, in dem ich wohne, das Fahrzeug, das mich durchs Leben bringt. Es geht mir also nicht ums Aussehen oder um eine bestimmte Kleidergröße. Mir geht es darum, meine Grenzen auszutesten und mein Wohlgefühl zu erhöhen. Wie spürt es sich an, wenn ich absolut fit bin? Wie lebt es sich in einem durchtrainierten Körper? Das möchte ich gerne herausfinden, und das werde ich herausfinden.

Wenn ich ganz ehrlich mit mir bin, ist mein Bewegungsalltag in den letzten Monaten etwas träge geworden. Bin ich früher drei- bis viermal pro Woche ins Fitnessstudio gegangen, habe ich es in letzter Zeit oft sogar nur einmal geschafft. Und da war ich auch nicht unbedingt bei der Sache. Manchmal war sogar eine Woche dabei, in der ich mich gar nicht motivieren konnte, Sport zu betreiben. Ich war erschöpft, ich war müde. Oder einfach nur ein bisschen faul, zugegebenermaßen. Doch damit ist jetzt Schluss. Ich will meine Trägheit wieder loswerden, meinen Körper so richtig spüren. Alle Muskeln trainieren und Spannung in ihn zurückbringen. Denn ein trainierter Körper führt zu einem wachen Geist. Mein neuer Weg erfordert Wachheit und Flexibilität. Und da Körper, Geist und Seele zusammenhängen, wird sich meine neue Fitness auf alle Bereiche meines Lebens auswirken. Vielleicht schaffe ich es auch, mein »Muffin-Top« – diesen kleinen Speckreifen um meine Mitte herum – loszuwerden. Ich habe bis jetzt zwar gut damit gelebt und er hat mich auch nicht gestört, aber ein bisschen eitel darf ich dann wohl auch sein, oder? Es macht doch Spaß, alle Anteile meiner Persönlichkeit zu leben. Ich bemerke, ich habe manchmal noch immer Scheu davor, die Beschäftigung mit dem Aussehen nicht als oberflächlich zu bewerten, sowohl bei anderen als auch bei mir. Dabei gehört es doch zu einem gesunden Selbstbewusstsein, etwas für seine Erscheinung zu tun und die körperlichen Vorzüge zu unterstreichen. »Na, dann bin ich halt oberflächlich, wenn ich meine Bauchmuskeln trainiere«, lächle ich in mich hinein. Ich werde jetzt zu einem Fitnessjunkie. Schön definierte Oberarme wie Michelle Obama wären durchaus ein optischer Gewinn. Doch will ich nicht zwanghaft und mit Disziplin an die Sache herangehen, sondern weil es mir Spaß macht. Denn das wirklich darunterliegende Ziel ist, mit sprühender Energie, Leichtigkeit und Freude mühelos durchs Leben zu springen und alle kommenden Herausforderungen mit Anmut und Eleganz zu meistern.

Ein fitter Körper kommt aber nicht vom Wünschen allein. Auch das Durchblättern von Sportmagazinen führt zu keinem knackigen Po. Ich muss schon etwas tun dafür, das ist mir klar. Also mache ich einen Plan. Wie gehe ich am besten vor? Mein Fitnessplan muss alltagstauglich sein, und er soll mich auch nicht überfordern. Ich darf nicht alles auf einmal wollen und dann frustriert sein, wenn es nicht klappt. Mir nicht die Latte zu hoch zu stecken und Perfektion erwarten, und dann an meiner eigenen Menschlichkeit scheitern. Da ist es genau wie mit dem gesunden Essen und dem vernünftigen Umgang mit Zucker: Wir alle wissen grundsätzlich, wie es geht, doch wenn wir unser Wissen nicht umsetzen, werden wir keine gewünschten Ergebnisse bekommen, werden wir nichts verändern.

Das, was ich meine Klienten in Bezug auf eine langfristige Ernährungsumstellung lehre, kann ich bei mir jetzt in Sachen Fitness umsetzen. Einfach tun. Jeden Tag kleine Schritte gehen. Jetzt kann ich beweisen, ob ich auch das lebe, was ich lehre.

Leider läuft die Karte für mein Fitnessstudio in einer Woche aus. Aber es ist Ende April, und das Wetter lädt zur Bewegung im Freien ein. Außerdem habe ich eine Menge Gymnastik-DVDs zu Hause: Bauch-Bein-Po, Pilates, Yoga, und sogar eine DVD mit dem Titel »Latin-Dance zum Traumbody«. Zusätzlich liegen noch Hanteln in meinem Schrankraum. Also habe ich keine Ausreden, dass es mir an Möglichkeiten fehlt. Ich begutachte meine Laufschuhe. Die schauen nicht gut aus. Der linke Schuh hat vorne ein Loch und außerdem sind sie schon ziemlich ausgelatscht. Kein Wunder, sie haben mindestens sechs Jahre am Buckel. Mit dem Laufen verbindet mich sowieso keine große Liebe. Im letzten Sommer war ich viel lieber walken. Klar, zum Laufen braucht es mehr Fitness und Übung. Von beidem habe ich nicht genug. Es ist an der Zeit, in ein gutes Paar Laufschuhe zu investieren, denn ich will meine Gelenke schonen und nicht am falschen Platz sparen.

Voller Begeisterung erzähle ich meiner Schwester Paula am Telefon von meinem Plan. Sie ist genau die richtige Ansprechpartnerin. Selber ausgebildete Fitnesstrainerin und Yogalehrerin, hat sie trotz ihres stressigen Lebens als Mutter von drei kleinen Kindern ihre sportliche Figur behalten und betreibt regelmäßig Sport. Paula wird mich gerne bei meinem Vorhaben unterstützen. »Aber setz mich nicht unter Druck«, bitte ich sie. Ich möchte mir genug Zeit dafür lassen. Wenn ich unter Druck bin, falle ich schnell aus dem Gleichgewicht, das ist nicht gut. Bei unserem nächsten Treffen schenkt mir meine Schwester einen Gutschein für ein Sportgeschäft, dort kann ich meine Laufschuhe günstiger kaufen. Sobald ich Zeit finde, fahre ich ins Geschäft und erstehe ein Paar wunderschön aussehender und perfekt sitzender Laufschuhe.

Gleich am nächsten Tage mache ich mich auf zu meinem ersten Training und stehe um sechs Uhr morgens vor den Toren des Parks in meiner Nähe. Doch in meiner lauffreien Zeit wurden die Öffnungszeiten geändert. Der Park sperrt jetzt erst um 6.30 Uhr auf. Ich lasse mir davon nicht die Laune verderben, mache entlang der Parkmauer einen flotten Spaziergang und atme tief die frische Morgenluft ein. 30 Minuten später gehe ich durch das nun offene Eisentor in den Park und walke noch 20 Minuten durch die Grünanlagen. Meine sehr sportliche Schwester Simone, die letztes Jahr mit dem Lauftraining begonnen hat und erst kürzlich ihren zweiten Viertelmarathon gelaufen ist, hat mich instruiert: ganz langsam anfangen.

Immer nur einige Minuten laufen und dann wieder gehen. Nur nicht übertreiben am Beginn. Daran halte ich mich. Ich brauche ja nicht nächste Woche schon zehn Kilometer am Stück laufen, ich gebe mir genug Zeit, um meine Fitness langsam aufzubauen. Es ist ein tolles Gefühl, sich zu bewegen, tief zu atmen, zu spüren, wie das Blut durch den Körper gepumpt wird und der Sauerstoff Lebendigkeit und Energie bringt. Für Anfang Mai ist es ungewöhnlich warm. Die Bäume, Sträucher und Wiesen schimmern in einem satten Grün, der Flieder duftet, die Erde dampft vom Regen der letzten Nacht. Einfach herrlich. Ich fühle mich, als wäre ich schon auf Hawaii. Mein Leben beginnt, zum Abenteuer zu werden.

Ich bin süß – mit und ohne Zucker

Die Zeit vergeht wie im Flug, heute ist schon der letzte Freitag im Mai. Ich wache noch vor dem Klingeln des Weckers um 6.45 Uhr auf. Es ist schon hell draußen, doch es ist kalt und windig. Knappe acht Grad Celsius sind für diese Jahreszeit ziemlich frisch. Aber ich lasse mich von diesen Temperaturen nicht von meinem Sportprogramm abhalten. Drei- bis viermal pro Woche drehe ich am Morgen eine Runde im nahe gelegenen Park. In der Zwischenzeit laufe ich schon mehr als 15 Minuten am Stück, wechsle dann in ein flottes Marschieren über, um nach einigen Minuten wieder ein Stück zu laufen. Zusätzlich zum Lauftraining habe ich auch Yoga und Hanteltraining zweimal pro Woche eingebaut. Ich merke, wie sich meine Fitness in den letzten Wochen schon etwas verbessert hat, und fühle mich durch den regelmäßigen Sport lebendiger und stärker.

Ich genieße die heutige Runde im Park, atme die klare und frische Morgenluft ein und lasse bei der monotonen Bewegung des Laufens meine Gedanken ziehen. Ich habe durch meine regelmäßigen Sporteinheiten Bewegung in mein Leben gebracht und merke, wie es sich ganz langsam und schrittweise verändert. Weil ich mich verändere. Wie eine Zwiebel schäle ich mich, Schicht für Schicht. Streife Dinge ab, die schon lange keinen Bestand mehr in meinem Leben haben.

Etwas, das eindeutig einer Veränderung bedarf, ist meine Frisur. Seit Jahren trage ich mein Haar schulterlang. Und weil es so praktisch ist, binde ich es meistens zu einem Pferdeschwanz. Wenn ich mich schön mache und ausgehe, drehe ich mir ein paar Locken. Doch das ist in letzter Zeit sehr selten vorgekommen – meine Frisur führt ein genauso unspektakuläres Leben wie ich. Heute wird das geändert, ich habe um neun Uhr einen Termin beim Frisör. Doch es ist nicht der Frisör in der Nähe meiner Wohnung, den ich die letzten Jahre hindurch aufgesucht habe. Meine Schwester Paula hat mir einen Geheimtipp gegeben. »Geh zu Eva, sie hat gerade ihren eigenen Salon aufgemacht! Eva ist toll! Sie schaut dich an und sieht genau, welche Frisur dir steht.« Punkt neun Uhr stehe ich vor Eva und bin sofort von ihrer herzlichen und sympathischen Art eingenommen. Eva sieht mit einem Blick, dass bei mir Handlungsbedarf angesagt ist und schlägt einige Veränderungen vor. Ich vertraue ihr, sie ist der Profi. Und ich tue gut daran, denn zwei Stunden später strahlt mich eine andere Frau aus dem Spiegel an. Meine Haare sind um einiges kürzer und fast auf Kinnlänge abgestuft, der neue Schnitt hat Pfiff und Volumen. Eva hat außerdem mit zwei verschieden Farben weiche Blondtöne in mein Haar gezaubert. Ich bin begeistert von ihrem Können und verlasse zufrieden den Salon.

Zum Mittagessen habe ich mich mit meiner Schwester Paula verabredet. Schließlich muss sie ja inspizieren, ob die Veränderung gelungen ist. »Du siehst fünf Jahre jünger aus«, kommentiert sie meine Frisur, als sie mit ihrem jüngsten Sohn Adi im Schlepptau auftaucht. Das höre ich natürlich gerne. Wir gehen in ein asiatisches Restaurant und lassen uns jeder eine Portion Lachs schmecken. Paula liebt ihn roh und isst Sashimi, ich stille meinen Appetit auf gebratenen Lachs. Den habe ich schon sehr lange nicht mehr gegessen. Danach bekommen wir noch ein kleines Schälchen Litschi-Kompott serviert und dazu einen Glückskeks. Ich breche meinen Keks auseinander und lese mit Spannung die Nachricht auf dem kleinen Zettel: »Veränderungen stehen vor der Tür. Lasse sie ruhig zu.« Ich bin fasziniert. Das kann kein Zufall sein, dass ich gerade jetzt diesen Spruch bekommen habe.

Ich bin absolut bereit für Veränderung in meinem Leben. Bis vor Kurzem war ich davon überzeugt, dass Veränderungen schwierig sind. Doch ist das wirklich so? Veränderungen können auch Spaß machen, dürfen Freude bringen und mit Neugierde verbunden sein. Ich habe wirklich Spaß daran und betrachte mit Erstaunen, wie sich mein Leben schrittweise in ein Leben mit mehr Leichtigkeit, Freude und Spannung verwandelt.

Vor einiger Zeit habe ich mit einem verspäteten Frühjahrsputz in meiner Wohnung begonnen. Nicht nur, dass ich jedes Regal, jede Schublade und jedes Zimmer gründlich reinigen möchte, ich möchte mich auch von allerhand Gerümpel verabschieden. Bücher, die ich nicht mehr brauche, Küchengeräte, die schon ausgedient haben, und auch so manches Kleidungsstück in meinem Schrank. Ich nehme jedes Stück in die Hand und frage mich: »Brauche ich das? Gehört das zu mir? Bin das ich?« Diese Vorgehensweise kann dauern, aber ich lasse mir Zeit dafür. Ich möchte Platz schaffen. Platz in meinen Schubladen und Platz in meinem Leben. Das Alte muss gehen, damit etwas Neues kommen kann. Ich nenne diese Entrümpelungsaktion »Feng Shui«. Und dieses »Feng Shui« zieht sich gerade durch mein ganzes Leben.

Eigentlich hat alles mit der Entscheidung begonnen, für einige Zeit zuckerfrei zu leben. Mein Selbstexperiment »*100 Tage zuckerfrei*« hat mir letztendlich nicht nur einen gesunden und zwanglosen Umgang mit Zucker beschert, sondern mich dazu gebracht, mein Leben von Grund auf zu verändern. Der neue Weg, den ich beschreite, ist ein Weg der Freude, und er beginnt gerade, sich mit bunten Farbklecksen zu füllen.

Ich habe lange Zeit mein Leben auf Warteposition verbracht. Das muss ich noch tun und das muss ich noch erreichen, dachte ich mir. Dann erst kann ich damit beginnen, meine Träume zu leben. Doch worauf will ich warten? Warum kann ich nicht heute schon damit beginnen, ein paar Schritte in Richtung meiner Träume und Visionen zu gehen?

Ich habe auch herausgefunden, warum ich das getan habe: Meine Angst davor, zu strahlen, hat mich klein gehalten. Wenn ich mich klein halte, dachte ich, dann fühlt sich meine Umgebung nicht verunsichert. Das gilt für jeden von uns. Wenn wir uns alle in der Komfortzone aufhalten, dann brauchen wir keine Angst davor haben, Neid oder Missgunst des anderen auf uns zu ziehen. In dieser kleinen Welt haben wir unsere Süßigkeiten, die uns davon abhalten, über den Zaun der Bequemlichkeit zu blicken. Wenn wir jedoch nach draußen gehen und unser Licht leuchten lassen, könnten wir jemand anderem den Platz streitig machen. Doch gerade das Gegenteil ist der Fall: Wir haben alle unseren besonderen Platz, wir nehmen niemandem etwas weg. Je mehr wir selbst leuchten, desto mehr geben wir damit unseren Mitmenschen die Erlaubnis, ebenfalls zu leuchten.

Wir alle können unsere ausgetrampelten Pfade verlassen und neue Wege gehen. Wir alle sind dazu aufgerufen, wieder die zuckerfreie Süße in unser Leben zurückzuholen und unsere Träume zu leben. Wir können uns täglich entscheiden: Wollen wir uns mit gesunden, natürlichen Nahrungsmitteln stärken und uns gut fühlen, oder wollen wir dem Zucker unser Wohlbefinden und unsere Freiheit opfern? Im Leben hat alles seinen Platz, sowohl gutes Essen als auch der Genuss einer Praline. Doch Zucker macht unser Leben nicht automatisch süß. Die Süße des Lebens können wir aus ganz anderen Dingen schöpfen. Diese Süße hat keinen bittern Nachgeschmack, führt nicht zu Übergewicht und Diabetes. Wir brauchen diese Süße auch nirgendwo im Außen suchen, denn sie liegt in jedem von uns verborgen. Wenn wir achtsam sind und bewusst unser Leben betrachten, wird sie sich ganz von selbst zeigen. Wie eine Blume, die über Nacht in aller Stille ihre Blütenblätter entfaltet.

Nachwort

Heute ist der 1. September. Genau ein Jahr ist vergangen, seit ich das Selbstexperiment »*100 Tage zuckerfrei*« gestartet habe. Gerade bin ich von einer einwöchigen Wandertour mit meiner Schwester Simone in den Bergen Südtirols zurückgekommen. Es war einfach toll: Die atemberaubende Landschaft, die frische Bergluft – ich bin erholt und voller Energie und Tatendrang. Meine Fitness hat sich in den letzten Monaten um einiges gesteigert. Nicht einmal ein verknackster Knöchel im Juli konnte mich davon abhalten, Bewegungseinheiten in meinen Alltag einzubauen. Auch wenn es dauert, optimal fit zu werden, ich bin auf einem guten Weg und lasse mir genügend Zeit dafür.

Ein schöner Herbst liegt vor mir. Ich möchte viel wandern gehen, und auch ein Tangokurs steht auf dem Plan. Ich bin richtig aufgeregt. Eintauchen in eine ganz andere Welt, in die Sprache der Musik und der Leidenschaft, das habe ich mir schon lange gewünscht. Für meine Reise nach Hawaii im nächsten Jahr habe ich mir eine Mappe angelegt und sammle Informationen. Es bewegt sich viel in meinem Leben, das ist gut so.

Was hat sich alles im letzten Jahr verändert? *100 Tage zuckerfrei* zu leben, war für mich der Anstoß, nicht nur über meine Gesundheit nachzudenken, sondern meinem Leben eine andere und neue Richtung zu geben. Ich fühle mich wesentlich freier, unbeschwerter, kraftvoller als vor einem Jahr. Die Energie, die mir früher oft der Zucker geraubt hat, setze ich ein, um mir bewusst ein schönes und lebenswertes

Leben zu schaffen. Ein Leben, so wie ich es mir wünsche. Ein spannendes Leben, ein freudvolles Leben. Ich habe die Verantwortung für meine Gesundheit, für mein persönliches Glück übernommen. Nichts fühlt sich besser an!

Zucker soll nicht unser Leben negativ beeinflussen! Wir dürfen nicht zulassen, dass die ständige Zuckerflut unserer Gesundheit schadet und unser Leben einschränkt. Wir können uns entscheiden, in Frieden mit Zucker zu leben. Wir brauchen ihn auch nicht ganz aus unserem Speiseplan zu verbannen, können ihn bewusst genießen, als Gewürz verwenden oder als kleine Leckerei zwischendurch. Doch unsere Freiheit soll und darf er uns nicht nehmen.

Jeder von uns hat seinen persönlichen Zugang zu Süßigkeiten und geht seinen eigenen Weg – zuckerfrei oder nicht. Es soll ein Weg der Gesundheit, der Freude und des Glückes sein – das wünsche ich uns allen!

Anhang

Danksagung

Das Leben geht oft wundersame Wege. Menschen kommen, bringen lehrreiche Lektionen mit und verabschieden sich wieder. So ist es auch bei mir. Wer immer mir begegnet, bringt ein Geschenk mit, das ich oft nicht als solches erkenne. Manchmal zeigt sich erst später, wie wichtig diese ganz speziellen Erfahrungen waren. Ohne sie wäre ich nicht der Mensch, der ich heute bin. So bin ich jedem Menschen, der meinen Weg kreuzt und mein Leben berührt, von ganzem Herzen dankbar.

Meine Klientinnen und Klienten zeigen mir immer wieder, dass auch ich weiterlernen und mich weiterentwickeln darf, sowohl beruflich als auch menschlich. Dafür danke ich jedem Einzelnen.

Ich bedanke mich beim Goldegg Verlag für eine weitere Möglichkeit, meine Erfahrungen zu Papier zu bringen, und bei Verena Minoggio-Weixlbaumer dafür, dass sie im Lektorat manche meiner Gedanken sortiert und auf großartige und einfühlende Weise mein Manuskript zu einem stimmig lesbaren Buch gemacht hat.

Wer wäre ich ohne meine wunderbaren Freunde! Ich bin allen zutiefst dankbar für die schöne Zeit, die ich mit ihnen verbringen darf. Besonders namentlich danken möchte ich:

Traude Geppel-Mikes und Walter Mikes, treue Freunde und hilfreiche Stütze in stürmischen und friedlichen Zeiten. Iris Müller, Sonja Hable, Ingrid Huber und Carina Huber für das transformierende Zusammensein und die Freude, die dabei entsteht.

Ich danke Michaela Lechner für die immer ehrlichen, tiefen und wunderbaren Gespräche.

Danke an Monika Frasl für den kreativen Austausch und die Inspiration bei unseren Schreibtreffs.

Dolores Mentil: Du bringst frische Farbe in mein Leben und zeigst, dass unkonventionell zu leben zwar herausfordernd sein kann, aber immer Spaß macht.

Mein aufrichtiger Dank an meinen Coach Hubert Kienast für seine Hilfe, Hindernisse aus dem Weg zu räumen, und dafür, dass er mich immer an meine Träume glauben lässt.

H.K., wir haben uns zum falschen Zeitpunkt getroffen. Doch von dir habe ich etwas Wichtiges gelernt: weniger zu denken und mehr zu genießen. Danke dafür.

Juergen Handschuh, mein schöner Prinz aus einer anderen Welt: Du hast meine Seele ganz tief berührt, danke dass du in mein Leben getreten bist. Unsere gemeinsame Zeit war begrenzt, doch die Erinnerung daran bleibt ewig.

Mein ganzer Dank gilt meinen Eltern und meinen Geschwistern für die immerwährende Warmherzigkeit und Fürsorge und den Zusammenhalt, egal wie schwierig sich manche Situationen auch gestalten mögen. Ohne euch wäre mein Leben nicht komplett.

Von Herzen ein großes Danke an meine Nichte Maria und meine Neffen Niko, Jaron, Neo und Adam: Ihr bringt mich immer wieder zurück zum gegenwärtigen Moment und lasst mich mit euer übersprudelnden Lebensfreude die Schönheit jedes einzigen und noch so banal erscheinenden Augenblickes erkennen.

Martina Tischer

Zur Inspiration: 2 zuckerfreie Rezepte

Muttis Apfelkuchen (ergibt 12 Stück)

Zutaten: 250 g Topfen, 250 g Butter, 250 g Vollkornmehl, 1 Prise Salz, 4 bis 5 mittelgroße Äpfel, 1 Handvoll Rosinen, 1 Handvoll geriebener Nüsse, 2 TL Zimt, Saft und die Schale einer halben Zitrone

Zubereitung: Topfen, Butter, Mehl und Salz zu einem Teig verarbeiten und mind. eine Stunde im Kühlschrank rasten lassen.

Äpfel in feine Spalten schneiden, mit Rosinen, geriebenen Nüssen, Zimt, Zitronensaft und -schale vermischen.

Etwas vom Teig zurückhalten, den Rest auswalken und auf ein Blech legen. Die Apfelfülle darauf verteilen. Den restlichen Teig auswalken, in kleine Stücke teilen und auf die Apfelfülle legen.

Bei 160 Grad Celsius ca. 45 Minuten backen.

Süßreisfrühstück mit Traubenkompott (Rezept für zwei Personen)

Zutaten: 1 Tasse Süßreis (Mochireis), 1 Handvoll Gojibeeren, je eine Prise Zimt, Kardamon und Salz, geriebene Zitronenschale von ½ Zitrone, 1 Teelöffel Kokosöl, 1 EL gehackte Mandeln

250 g Weintrauben, je eine Prise Zimt und Kardamon, 1 EL Zitronensaft, Zitronenschale

Zubereitung: Süßreis: den Reis in einem Topf trocken anrösten, Gojibeeren, Zimt, Kardamon, geriebene Zitronenschale und Salz zufügen. Wenn der Reis zu duften beginnt, kurz von der Feuerstelle nehmen und mit 3 Tassen heißem Wasser aufgießen. Kokosöl unterrühren und bei kleiner Flamme ca. 45 Minuten weichkochen. Nachquellen lassen und vor dem Servieren mit gehackten Mandeln bestreuen.

Kompott: In einem Topf Wasser erhitzen, die gewaschenen und entstielten Weintrauben, Zimt, Kardamon sowie ein paar kleine Stückchen Zitronenschale hinzufügen. Einige Minuten köcheln lassen, Zitronensaft hinzufügen und noch warm zum Süßreis servieren.

Chiapudding (Rezept für zwei Personen)

Zutaten: 1 Banane, 1 Becher Kefir (180 g), 180 ml Reis-Kokosdrink, 1 ELNußmus, 1 Spritzer Zitronensaft, 3 EL Chiasamen.

Zubereitung: Alle Zutaten bis auf die Chiasamen pürieren. Chiasamen einrühren. In hübschen Dessertschalen anrichten und mind. zwei Stunden im Kühlschrank ziehen lassen. Mit Kokosraspeln dekorieren und kühl servieren.

Mehr Rezepte, Tipps und Anregungen für ein Leben ohne Zucker finden Sie auf meinem Blog *„Heute hab ich zuckerfrei"* (http://blog.foodandsoul.at)

Literatur

Abbott, Elizabeth: Sugar – A Bittersweet History, Penguin Group, New York, NY 2008

Bennett, Connie: Beyond Sugar Shock – The 6-Week Plan to Break Free of Your Sugar Addiction & Get Slimmer, Sexier & Sweeter, Hay House Inc., Carlsbad, CA 2012

Clement, Brian R., PhD: Hippocrates Life Force – Superior Health and Longevity, Healthy Living Publications, Summertown, TN 2007

DeFigio, Dan: Beating Sugar Addiction for Dummies, John Wiley & Sons, Inc., Hoboken, NJ 2013

Dispenza, Joe: You Are the Placebo – Making Your Mind Matter, Hay House Inc., Carlsbad, CA 2014

Gates, Donna: The Baby Boomer Diet – Body Ecology's Guide to Growing Younger, Hay House Inc., Carlsbad, CA 2011

Goldstein, Elisha, PhD: The Now Effect – How a Mindful Moment Can Change the Rest of Your Life, Simon & Schuster Inc., New York, NY 2012

Grimm, Hans-Ulrich: Garantiert gesundheitsgefährdend – Wie uns die Zucker-Mafia krank macht, Droemer Verlag, München, 2013

Mosetter, Kurt, Dr. med.; Probost, Thorsten; Dr. Simon, Wolfgang A.; Cavelius, Anna: Zucker der heimliche Killer – Wie wir krank und süchtig werden. Wie wir uns schützen, ohne auf Süßes zu verzichten, Gräfe und Unzer Verlag, München, 2013

Onken, Julia: Zurück ins Gleichgewicht – vom Abnehmen und über das Glück, das eigene Maß zu finden, Verlag C.H.Beck, München, 2008

Peeke, Pam, MD: The Hunger Fix – The Three-Stage Detox and Recovery Plan for Overeating and Food Addiction, Rodale Inc., New York, NY 2012

Pick, Marcelle: Is It Me or My Hormones? – The Good, the Bad and the Ugly about Perimenopause and All the Crazy Things That Occur with Hormone Imbalance, Hay House Inc., Carlsbad, CA 2013

Taylor, Chönyi: Enough! A Buddhist Approach to Finding Release from Addictive Patterns, Snow Lion Publications, Ithaca, NY 2010

Teitelbaum, Jacob, MD: Beat Sugar Addiction Now! The Cutting-Edge Program That Cures Your Type of Sugar Addiction and Puts You on the Road to Feeling Great – and Losing Weight! Fair Winds Press, Beverly, MA 2010

Tischer, Martina: Braucht die Seele Apfelstrudel? – Gefühle essen mit – wie man schlank und glücklich wird, Goldegg Verlag, Wien, 2011

Tischer, Martina: Was die Seele satt macht – Essen für Wohlgefühl und Selbstwert, Kreuz Verlag, Freiburg im Breisgau, 2014

Wilson, Sarah: I Quit Sugar – Your Complete 8-Week Detox Programme and Cookbook, Macmillan, Australia 2013

Wilson, Sarah: I Quit Sugar for Life – Your Fad-Free Wholefood Wellness Code and Cookbook, Macmillan, Australia 2014

Martina Tischer

Braucht die Seele Apfelstrudel?
Gefühle essen mit – Wie man schlank und glücklich wird

Nicht essen macht uns dick, sondern unsere Gefühle!

Viele Menschen befinden sich in einem Teufelskreis: Immer wieder versuchen sie, abzunehmen und schaffen es nicht. Dafür hassen sie sich selbst und beginnen aus Frust wieder zu essen.

Hinter diesem Verhalten stecken oft tiefe Gefühle und auch Verletzungen, die schon lange zurückliegen können. Wir essen, weil wir Zuneigung und Abneigung erfahren, weil wir lieben und hassen, weil wir uns belohnen und bestrafen – unser Körper muss für alle emotionalen Probleme herhalten.

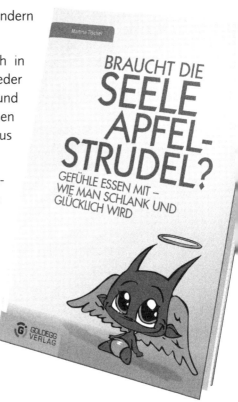

Schlank und glücklich: Ihre Gefühle sind der Schlüssel!

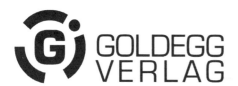

Hardcover 220 Seiten
Format 13,5x21,5cm
ISBN: 978-3-902729-47-7

Preis: 22,00 €

Bestellen Sie unter +43 (0) 1 505 43 76-30 oder per Fax: +43 (0) 1 505 43 76-20 oder unter verlag@goldegg-verlag.c

Alexandra Silber

Und ab morgen bin ich schlank

Von 100 Kilo auf 60 in einem Jahr – Ohne JoJo-Effekt

Alexandra ist lebenslustig, fröhlich und aus Prinzip unsportlich.

Weil sie gerne isst und mit ihrem inneren Schweinehund in gutem Einvernehmen lebt, bringt sie mit der Zeit schließlich knapp stolze 100 Kilo auf die Waage.

Ein Arztbesuch führt ihr die drohenden gesundheitlichen Folgen drastisch vor Augen und sie beschließt, in einem Jahr 40 Kilo abzunehmen.

Begleiten Sie Alexandra auf ihrem unterhaltsam geschilderten Weg in eine neues Leben. Mit viel Humor erzählt sie von ihrer ersten Annäherung an Bewegung, von neuem Essverhalten, vielen Gefühlen und dem Kampf mit den Rückschlägen.

Mehr über die Autorin: http://www.alexandrasilber.at

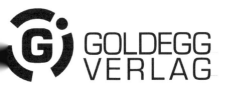

Hardcover 256 Seiten
Format 13,5x21,5cm
ISBN: 978-3-902729-07-1

Preis: 19,80 €

Bestellen Sie unter +43 (0) 1 505 43 76-30 oder per Fax: +43 (0) 1 505 43 76-20 oder unter verlag@goldegg-verlag.com

Beate Handler

Mit allen Sinnen leben
Tägliches Genusstraining

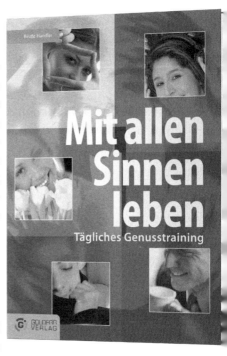

Mit allen Sinnen zu leben setzt, in einer Zeit in der sehr viel an Leistung gefordert wird, verschiedene Zutaten voraus: Zu ihnen zählen das Wissen um die eigenen Bedürfnisse sowie ein achtsamer Umgang mit Alltäglichkeiten. Statt auf seltene, große Genusserlebnisse zu warten, ist es leichter, sich tägliche Genussmomente zu schaffen oder solche plötzlich zu entdecken.

Diese Alltagsgenüsse tragen zu unserer Lebenszufriedenheit und unserem Wohlbefinden bei. Durch ein Genusstraining wird die Sensibilisierung aller Sinne und damit das Genussempfinden gefördert.

Dieses Buch bietet wertvolle Anregungen und zeigt, wie es ganz einfach ist, genussvolle Momente in den Alltag zu integrieren und so Stress- und Burnout-Symptomen vorzubeugen.

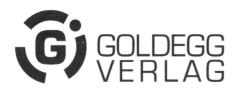

Br., 256 Seiten, 17x24 cm
jetzt in der 3. Auflage
ISBN: 978-3-902729-94-1

Preis: 22,00 €

Bestellen Sie unter +43 (0) 1 505 43 76-30 oder per Fax: +43 (0) 1 505 43 76-20 oder unter verlag@goldegg-verlag.c